Maier / Schulz / Weggen /
Jessen / Reetz
Alzheimer & Demenzen
verstehen

Prof. Dr. Wolfgang Maier ist Psychiater und Psychotherapeut. Er war Sprecher der BMBF-geförderten Medizinischen Kompetenznetze zur Erforschung der Demenzen und ist federführender Herausgeber der für dieses Thema in Deutschland maßgebenden medizinischen Fachzeitschrift »Der Nervenarzt« und des BMBF-geförderten Kompetenznetzes »Demenzen«. Er ist auch Mitherausgeber des »European Archive of Psychiatry and Clinical Neuroscience« und Sprecher der Steuerungsgruppe der S3-Leitlinien »Demenzen« der DGPPN und DGN. Zudem war er Direktor der Klinik und Poliklinik für Psychiatrie und Psychotherapie des Universitätsklinikums Bonn. Anfang 2018 wurde er emeritiert.

Prof. Dr. Jörg B. Schulz ist Direktor der Klinik für Neurologie am Universitätsklinikum der RWTH Aachen. Seine klinischen und wissenschaftlichen Schwerpunkte liegen in der Erforschung und Behandlung neurodegenerativer Erkrankungen (Alzheimer, Parkinson, Ataxien). Er ist Herausgeber des »Journal of Neurochemistry«.

Prof. Dr. Sascha Weggen ist Biologe und Grundlagenwissenschaftler. Als Professor für Molekulare Neuropathologie beschäftigt er sich an der Heinrich-Heine-Universität Düsseldorf mit den molekularen Ursachen der sporadischen und genetischen Formen der Alzheimer-Krankheit.

Prof. Dr. Frank Jessen ist Direktor der Klinik für Psychiatrie und Psychotherapie der Uniklinik Köln. Er ist ferner assozierter Forscher am Deutschen Zentrum für Neurodegenerative Erkrankungen (DZNE) und Hauptautor der S3-Leitlinie »Demenzen« der DGPPN und DGN.

Prof. Dr. Kathrin Reetz ist Leitende Oberärztin der Klinik für Neurologie am Universitätsklinikum RWTH Aachen. Im Rahmen ihres klinischen und wissenschaftlichen Schwerpunktes der neurodegenerativen Erkrankungen leitet sie dort seit 8 Jahren die Neurologische Gedächtnisambulanz.

Prof. Dr. Wolfgang Maier, Prof. Dr. Jörg B. Schulz, Prof. Dr. Sascha Weggen,
Prof. Dr. Frank Jessen, Prof. Dr. Kathrin Reetz

Alzheimer &
Demenzen verstehen

Diagnose, Behandlung, Alltag, Betreuung

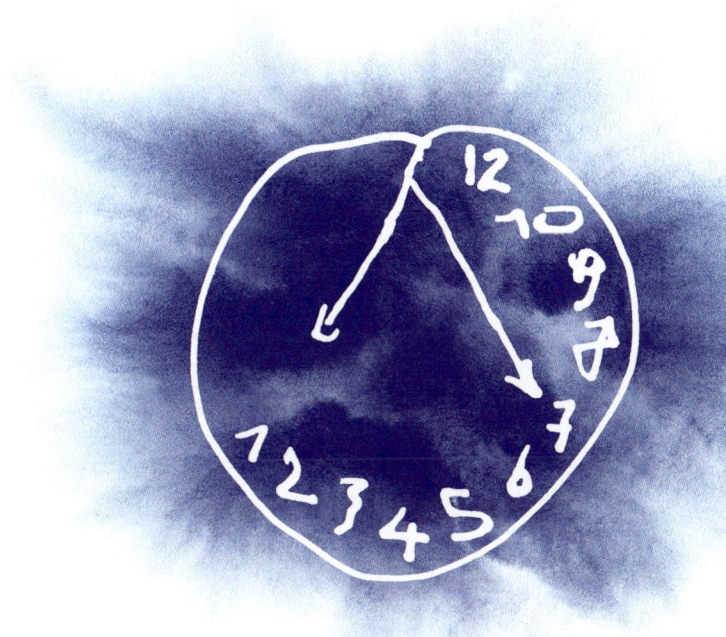

TRIAS

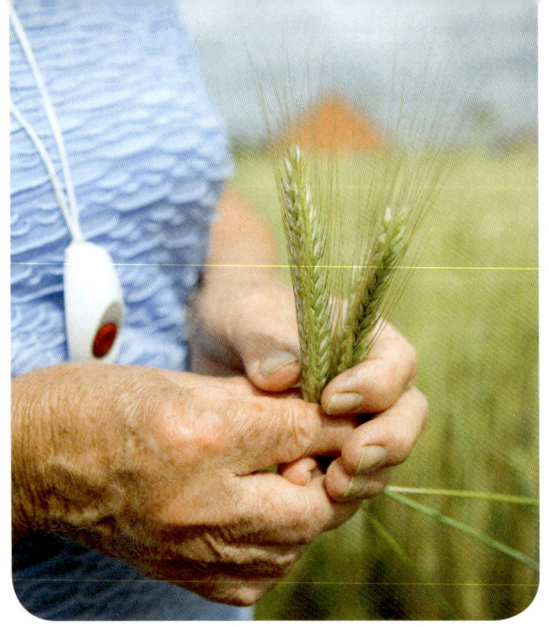
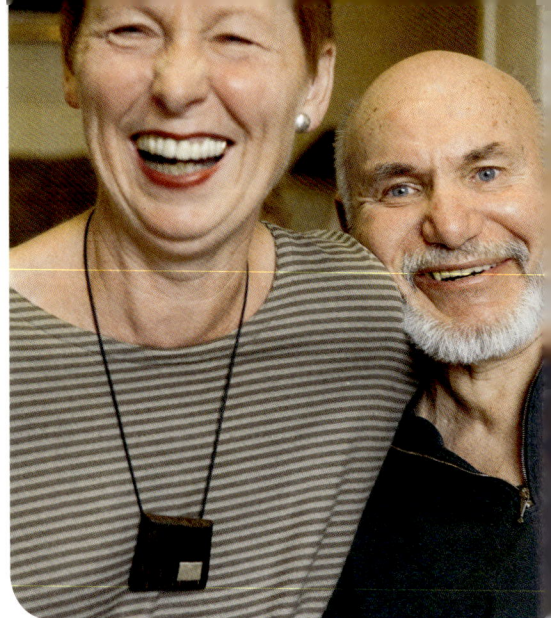

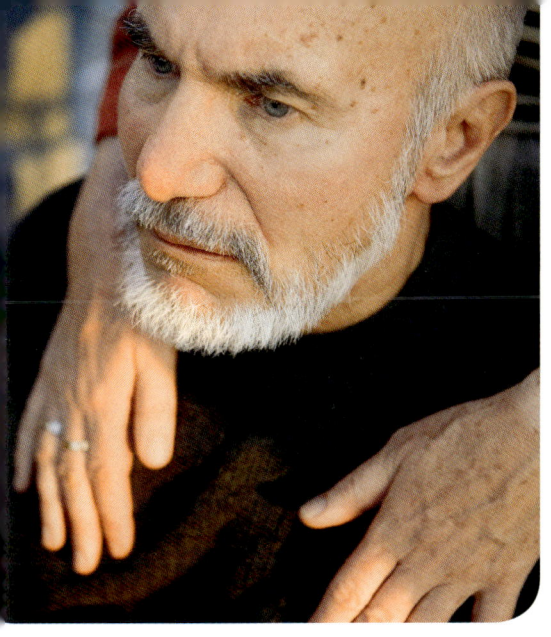

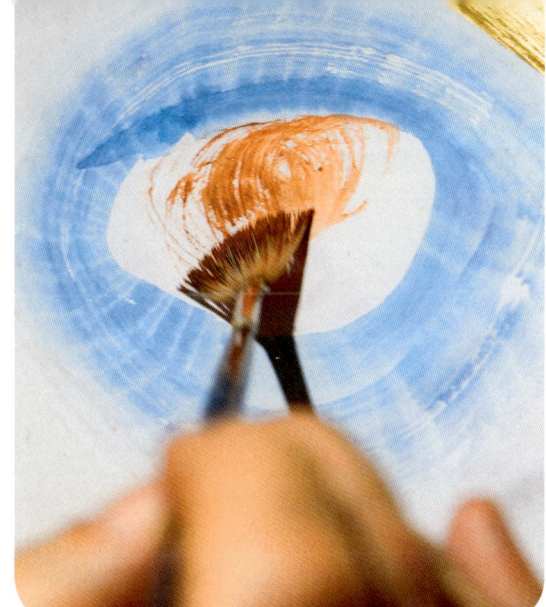

Liebe Leserin, lieber Leser,

wurde bei Ihrer Mutter, Ihrem Vater, Ihrem Lebenspartner oder einem anderen Angehörigen eine Demenz festgestellt? Dann brauchen Sie vermutlich Zeit, Unterstützung und Gespräche, um diese Diagnose einigermaßen zu verdauen. Was Sie ebenfalls benötigen werden, sind ausführliche Informationen und kompetente Beratung. Dieses Buch bietet Ihnen einen guten Überblick über die Erkrankung und spricht alle Aspekte an, die es in nächster Zeit zu bedenken und zu klären gilt.

Wir stellen die unterschiedlichen Demenzformen vor, wobei die Alzheimer-Krankheit als häufigste Form am ausführlichsten dargestellt wird. Es geht um typische Krankheitszeichen und die Unterschiede zu einer normalen Altersvergesslichkeit. Sie lernen die Diagnoseschritte kennen und die medikamentösen Behandlungsmöglichkeiten.

Möglicherweise haben Sie das Buch auch zur Hand genommen, weil Sie befürchten, selbst dement zu werden, oder sich einfach informieren möchten. Dann könnten vor allem die Beschreibungen der Risikofaktoren und der eigenen Vorbeugemöglichkeiten interessant für Sie sein. Hilfreich für einen selbst ist auch zu wissen, was eine leichte kognitive Störung ist und wie eine Demenz von einer Depression abgegrenzt werden kann. Denn es ist gar nicht so selten, dass der Arzt bei einem Menschen, der meint, eine Demenz zu haben, eine Depression diagnostiziert. Das ist insofern eine Erleichterung, da sich eine Depression meist sehr gut behandeln lässt und sich dann auch die Vergesslichkeit wieder bessert.

Das Hauptanliegen des Buches ist jedoch, Ihnen Verfahren und Umgangsformen vorzustellen, die Ihnen ermöglichen, harmonisch und

möglichst lange mit Ihrem demenzkranken Angehörigen zusammen-
zuleben. Wie kann man auf die erkrankungsbedingten Veränderungen
im Verhalten und auch in der Persönlichkeit reagieren? Wie bleibt man
in Kontakt, wenn der Betroffene seiner Ausdrucksmöglichkeiten immer
mehr beraubt wird? Welche Anforderungen bringt die Pflege eines Demenzkranken mit sich? Wer könnte einen dabei unterstützen? Welche
finanziellen Hilfen stehen einem zu? Man muss sehr viel regeln und
organisieren. Und auch die psychischen Belastungen sind enorm hoch.
Darum ist es aus unserer Sicht unabdingbar, sich von Anfang an ein starkes Unterstützerteam aufzubauen. Alle, die helfen können und wollen,
sollten einbezogen werden. Als pflegender Angehöriger braucht man
immer wieder Auszeiten, das eigene Leben und die eigene Gesundheit
dürfen nicht völlig vernachlässigt werden. Wir wollen Sie daher ermuti-
gen, trotz aller Sorgen um den Demenzkranken, gut auf sich selbst Acht
zu geben. Und wir hoffen, dass dieses Buch Sie dabei unterstützt.

Die erste Auflage dieses Buches war schon nach einem Jahr vergriffen.
Wir freuen uns über diese hohe Akzeptanz: Wir haben deshalb versucht, die zweite Auflage weitgehend so zu belassen, wie sie war. Diese
neue dritte Auflage enthält jedoch Verbesserungen und notwendige
Ergänzungen, die sich aus aktuellen Entwicklungen ergeben haben.

Bonn, Aachen, Düsseldorf und Köln, im August 2019

Univ.-Prof. Dr. Wolfgang Maier
Univ.-Prof. Dr. Jörg B. Schulz
Univ.-Prof. Dr. Sascha Weggen
Univ.-Prof. Dr. Frank Jessen
Univ.-Prof. Dr. Kathrin Reetz

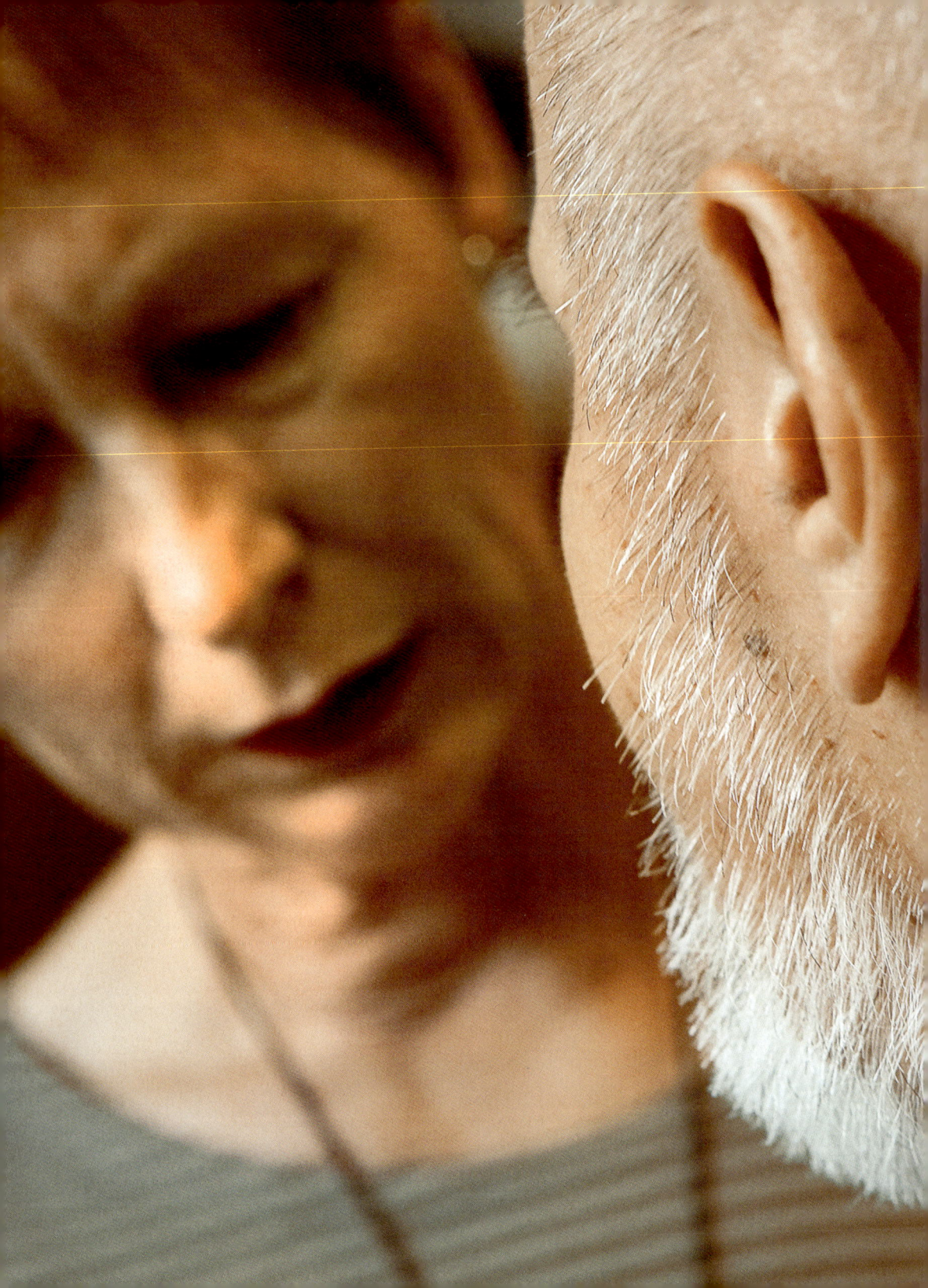

Symptome: Wie zeigt sich die Erkrankung?

Welche Warnzeichen können auf eine Demenz hinweisen? Wie kann man Demenzanzeichen und normale Altersvergesslichkeit unterscheiden? Welche Demenzformen gibt es?

Woran erkennt man eine Demenz?

Demenzen gehen mit der fortschreitenden Abnahme geistiger Leistungsfähigkeiten einher. Betroffen sind dabei viele lebenswichtige Funktionsbereiche.

Beeinträchtigt werden Gedächtnis, Denken, Auffassung, Lernfähigkeit und Urteilsvermögen, später dann auch Orientierung, Wahrnehmung und Sprache. Meistens jedoch gehören diese Leistungsabnahmen zum natürlichen Alterungsprozess. Denn auch im »gesunden Altern« ist das Nachlassen geistiger Leistungsfähigkeit unvermeidbar. Die Geschwindigkeit, mit der man Neues aufnehmen kann, nimmt mit dem Alter ab, und für die Bewältigung von Aufgaben benötigt man mehr Zeit. Ein gewisses alterungsbedingtes Nachlassen der geistigen Leistungsfähigkeit (z. B. schlechter werdendes Namensgedächtnis) ist naturgegeben. Auch die Tatsache, dass einem manchmal ein Name oder ein bestimmtes Wort nicht einfällt oder man eine Telefonnummer vergisst, ist normal und passiert auch jüngeren Menschen ab und zu. Ein mit dem Alter einhergehender Leistungsabbau begründet also für sich alleine noch keine Demenz. Entscheidend für das Vorhandensein einer Demenz sind vielmehr Beeinträchtigungen des Alltagslebens aufgrund des Leistungsabbaus und eine deutlich herabgesetzte geistige Leistungsfähigkeit im Vergleich zur überwiegenden Mehrheit von Menschen gleichen Alters.

Der Übergang von »normaler Vergesslichkeit« zu einer Demenzerkrankung geschieht meist schleichend. Doch ab einem gewissen Beeinträchtigungsgrad fallen typische Veränderungen auf.

Welche typischen Warnzeichen gibt es?

Bei Demenzen ist besonders häufig und frühzeitig das Gedächtnis betroffen. Es gibt eine Reihe von Warnzeichen, die auf eine mögliche Gedächtnisstörung hinweisen. Viele von ihnen erscheinen zunächst banal oder sind jedem aus seiner eigenen Erfahrung heraus vertraut. Wer hat nicht schon einmal seinen Schlüssel verlegt, stand im Supermarkt und wusste nicht mehr, was er eigentlich einkaufen wollte, oder konnte sich nicht mehr an den Namen eines Nachbarn erinnern?

Wenn sich diese Merkmale über einen Zeitrahmen von sechs Monaten häufen, wenn sie sich kombinieren und wenn es zu raschen Verschlechterungen kommt, dann ist es Zeit, einen Arzt aufzusuchen. Die erste Aufgabe ist es dann, die mögliche Ursache abklären zu lassen.

Erinnerungsvermögen und Kurzzeitgedächtnis verschlechtern sich

- Man kann sich an kurz zurückliegende Ereignisse nicht mehr erinnern: So stellen Demenzkranke wiederholt dieselbe Frage, obwohl sie die Antwort bereits erhalten haben. Oder sie erzählen das Gleiche mehrmals.
- Gegenstände, die man täglich braucht (z. B. Schlüssel, Geldbeutel), werden verlegt, also an irgendeiner Stelle abgelegt und nicht mehr wiedergefunden.
- Man vergisst Termine, Absprachen oder Telefonnummern in einem bisher ungewohnten Umfang.
- Das Erledigen von Routineaufgaben in Beruf oder Haushalt bereitet plötzlich Probleme, dies gilt v. a. für Aufgaben, die eine Abstimmung zwischen verschiedenen Zielen erfordert, z. B. bei der Vorbereitung oder beim Antritt einer Reise, wenn verschiedene Terminvorgaben (Flug, Taxi), Sicherheitsbedürfnisse (Wohnung, Reisegepäcksicherung) und Abläufe gleichzeitig unter zeitlichem Druck zu beachten sind.

Was ist Demenz?

»Demenz« ist der Überbegriff für eine Gruppe von altersbedingten Erkrankungen, die mit behindernden Einschränkungen von geistigen Fähigkeiten einhergehen. Der Krankheitsverlauf ist ganz überzeugend fortschreitend. Zwischenzeitliche Erholungsphasen, leichte Besserungen und vorübergehender Stillstand des Krankheitsgeschehens sind möglich. Es gibt etwa 50 verschiedene Formen von Demenz. Demenz ist eine Krankheit, die zu bekämpfen ist. Demenz kennzeichnet nicht den natürlichen Prozess der Alterung.

Orientierungsstörungen

- Dinge werden an ungewöhnliche Orte gelegt: der Geldbeutel in den Kühlschrank oder die Schuhe ins Bett.
- Die gewählte Kleidung ist unpassend. Es kann z. B. sein, dass im Hochsommer ein Wintermantel getragen wird.
- Die rechtzeitige Medikamenteneinnahme gelingt nur noch gelegentlich oder gar nicht, auch vorbereitete Medikamente werden verwechselt.
- Das Datum oder der jeweilige Aufenthaltsort können nicht mehr fehlerfrei abgerufen werden.
- Betroffene verlaufen sich in vertrauter Umgebung. Sie finden den Weg zur Wohnung oder zum Kiosk an der Ecke nicht mehr.
- Der Schlaf-wach-Rhythmus ist gestört. Während des Tages fühlen sich Betroffene müde, nachts können sie nicht schlafen.

Sprachstörungen

- Das spontane Reden und Sprechen verarmt, die aktive Teilnahme an Gesprächen nimmt ebenso ab wie der Wunsch, sich mitzuteilen.
- Es fällt zunehmend schwerer, Gesprächen, Fernseh- oder Radiosendungen zu folgen. Es treten also Verstehensprobleme auf. Man kann die Bedeutung des Gesagten nicht mehr entschlüsseln. Einerseits erkennt der Betroffene einige Wörter nicht mehr, andererseits überfordert ihn die Geschwindigkeit, mit der die Wörter beim normalen Sprechen genannt werden. Er kann sie nicht mehr so schnell erkennen, dass er dem normalen Redefluss folgen könnte.
- Wortfindungsstörungen: Der Betroffene hat Schwierigkeiten, Dinge zu benennen und passende Worte zu finden: Der »Park« wird zum »Ort, an dem es so grün ist, der mit den ganzen Blumen und Bäumen«; statt »Geldbeutel« sagen sie: »Das Ding, in dem mein Geld ist«. In dem Moment, in dem man es brauchte, fällt einem das passende Wort nicht ein.
- Aufgabenlisten oder Anweisungen (z. B. für Einkäufe, Telefonate oder einfache Hausarbeiten) werden nicht mehr verstanden und daher auch nicht umgesetzt.
- Hinweise (z. B. Beipackzettel von Arzneimitteln oder Gebrauchsanleitungen) können nicht mehr angemessen befolgt werden.

Konzentration und Denkprozesse sind beeinträchtigt

- Man kann sich wesentlich schlechter konzentrieren als früher.
- Man fühlt sich leichter abgelenkt, z. B. wenn der Fernseher läuft und man selbst etwas lesen will.
- Entscheidungen und Überlegungen fallen einem schwerer. Der Betroffene verliert immer mehr seine Entschlusskraft. Das Planen von Aufgaben oder Erledigungen funktioniert zunehmend schlechter. Was soll ich anziehen? Was soll ich kochen? Was muss ich dafür

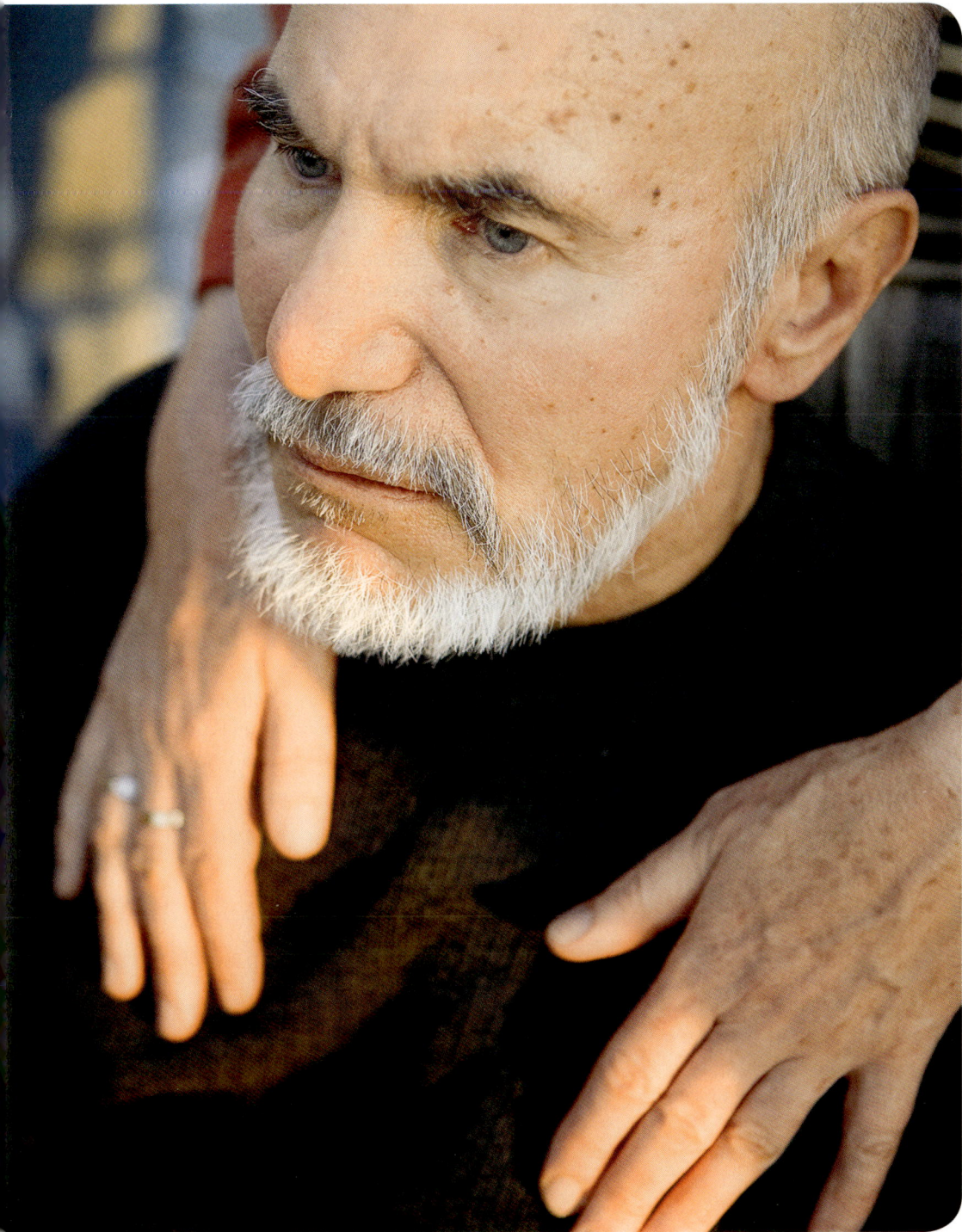

einkaufen? Einfache Fragen werden zum Problem.

- Man kann Situationen, die schnelles, umsichtiges Handeln erfordern, nicht mehr so leicht überblicken und reagiert infolgedessen falsch oder zu langsam. Das fällt häufig beim Autofahren auf: Situationen im Straßenverkehr werden falsch eingeschätzt. Auch in anderen komplexen Handlungssituationen kommt es zu früher ungewohnten Fehlleistungen. Denn bei einer Demenz tritt eine geistige Verlangsamung auf. Die Geschwindigkeit, mit der man Informationen verarbeiten kann, nimmt ab.
- In diesem Zusammenhang stehen auch die Lese-, Schreib- und Rechenstörungen, die im Verlauf der Erkrankung auftreten. Man versteht Gelesenes nicht mehr so gut und kann auch selbst schlechter Gedanken zu Papier bringen. Die Rechenfähigkeit nimmt ab.

Verhaltensauffälligkeiten und psychische Veränderungen

- Betroffene neigen – ohne äußeren Anlass – zu Stimmungsschwankungen.
- Der Betroffene fühlt sich durch bekannte Personen oder den laufenden Fernseher bedroht.
- Er meint, bestohlen worden zu sein, und beschuldigt unbegründet andere des Diebstahls.
- Betroffene können reizbarer, streitsüchtiger und aggressiver werden.
- Starke Unruhe und Nervosität können ebenfalls auftreten, die sich durch ständiges Herumlaufen oder »Herumkramen« bemerkbar machen.
- Es können Trugwahrnehmungen (auch Halluzinationen genannt) und Wahnvorstellungen (also unrichtige Vorstellungen über die unmittelbare Umwelt) auftreten. Dabei können Gerüche wahrgenommen oder Personen und

Frühzeitig zum Arzt gehen

Für die Behandlung einer Demenz ist wichtig, dass sie so früh wie möglich begonnen wird. Dann nämlich, wenn noch möglichst viele Fähigkeiten erhalten sind, wenn also noch viel »zu retten« ist. Erste Anlaufstelle ist in den meisten Fällen der Hausarzt. Er kennt den Patienten und seine Krankengeschichte und ist auch mit den jeweiligen Lebensumständen vertraut. Wenn Sie an einem Angehörigen oder auch an sich selbst nachlassende Gedächtnisleistungen feststellen, scheuen Sie sich nicht, den Hausarzt aufzusuchen und sich ihm anzuvertrauen. Gedächtnisprobleme können verschiedene Ursachen haben, von denen viele heilbar sind. Viele Betroffene schämen sich für ihre Erkrankung. Aber dafür gibt es keinen Grund. Schließlich schämt sich auch niemand für einen Herzinfarkt.

Stimmen gehört werden, die nicht da sind.

- Betroffene ziehen sich häufig in die eigenen vier Wände zurück; es tritt ein gesellschaftlicher Rückzug ein.

Je nach Persönlichkeit, Bildungsniveau, Lebensumständen und der allgemeinen körperlichen Verfassung unterscheiden sich die Krankheitssymptome von Mensch zu Mensch. So ist bekannt, dass Betroffene, die geistig immer sehr rege waren und ein hohes Bildungsniveau haben, viel länger in der Lage sind, die Ausfallerscheinungen zu kompensieren. Allerdings wird bei ihnen die Krankheit meist auch erst recht spät, in einem fortgeschrittenen Stadium, diagnostiziert. Bei diesen Menschen ermöglicht eine sogenannte hohe »kognitive Reservekapazität« einen Ausgleich (Kompensation) für die ausgefallenen Leistungsbereiche. So kann lange, trotz fortschreitender Krankheit, das »Gesicht gewahrt« werden. Sind aber bei diesen lebenslang geistig aktiven Personen erst einmal die ersten Einschränkungen geistiger Fähigkeiten zu verzeichnen, so schreitet der weitere Leistungsabfall oft besonders schnell voran.

Was tun, wenn die Krankheitseinsicht fehlt?

Die Erstdiagnose einer Demenz wird oft erst verzögert gestellt. Betroffene vermeiden es häufig, den Arzt wegen der selbst wahrgenommenen Gedächtnisprobleme zu konsultieren. Die Vergesslichkeit ist ihnen peinlich, sie wollen ihre Defizite nicht wahrhaben, sind sehr einfallsreich im Erfinden von Ausreden oder machen das Alter dafür verantwortlich. Es ist ja auch nachvollziehbar; niemand will auf seine Unzulänglichkeiten angesprochen werden. Zumal es auch ein Kennzeichen der Krankheit ist, dass die Einsicht in die Krankheit fehlt. Im Grunde bedeutet dies, dass der Betroffene schon zu Beginn der Demenzerkrankung nicht mehr vollständig in der Lage ist, die Situation richtig einzuschätzen.

Das bringt die Angehörigen oft in eine sehr schwierige Situation. Zum einen kann man den Betroffenen nicht zum Arztbesuch zwingen. Zum anderen führen die Hinweise auf den notwendigen Arztbesuch sehr oft zu Streitigkeiten und Aggressionen. Der Betroffene fühlt sich bevormundet, die Angehörigen sind hilflos. Hinzu kommt die Rollenumkehr: Plötzlich müssen die Kinder Verantwortung für die Eltern übernehmen.

In jedem Fall sollte die Scham, die Menschen mit Demenzen über die krankheitsbedingt aufkommenden, selbst wahrgenommenen Unzulänglichkeiten und Leistungseinbrüche meist entwickeln, ernst genommen werden. Der Gesprächspartner sollte den Betroffenen mit diesen Einschränkungen möglichst nicht konfrontieren und diese Unzulänglichkeiten auch nicht indirekt ansprechen. Eher sollte mit kleinen Tricks gearbeitet werden.

Anna S.

Der Arzt bestellte sie zum »Check-up«

>> *Frau S. stellte fest, dass ihre 82-jährige Mutter, der es körperlich noch sehr gut ging, zunehmend Schwierigkeiten hatte, sich auf neue Situationen einzustellen. Sie war bis dato immer für Stadtbummel und Kaffeekränzchen zu gewinnen, über die politische Lage gut informiert und überhaupt ein sehr weltoffener Mensch gewesen. Nun zog sie sich zunehmend zurück, bekam Schwierigkeiten, Gesprächen zu folgen, und konnte vertraute Dinge nicht immer gleich benennen. Darauf angesprochen reagierte sie wiederholt ziemlich ungehalten und verweigerte äußerst energisch den Arztbesuch. Frau S. informierte dann den Hausarzt ihrer Mutter über die Situation. Dieser ließ seine Sprechstundenhilfe bei der Mutter anrufen, um sie an den »wieder einmal anstehenden Check-up« zu erinnern. Eine Aufforderung, der sie widerspruchslos nachkam. Im Rahmen dieser Untersuchung führte der Hausarzt dann auch einen Gedächtnistest durch.*

Manchmal helfen kleine Tricks

Viele Angehörige berichten – in der Rückschau – übereinstimmend darüber, dass sie viel zu lange gewartet haben. Oft wird die Situation dann von allen beschönigt und sich der Hoffnung hingegeben, dass es »nicht schlimmer« wird. Das Ergebnis dieser Haltung ist, dass die meisten Demenzkranken erst dann einem Arzt vorgestellt werden, wenn die Krankheitssymptome schon sehr ausgeprägt sind.

Was also tun? Wenn alles Zureden nicht hilft, ist es gerechtfertigt, zu kleinen Tricks zu greifen. Die obige Schilderung soll nur als Beispiel dienen. Falls Sie befürchten, dass sich bei einem Angehörigen eine Demenzerkrankung entwickelt, er aber nicht zum Arzt gehen will, sollten Sie möglichst rasch eine Möglichkeit finden, ihn ohne Gesichtsverlust dennoch dazu zu bewegen.

Wenn der Arzt die Beschwerden nicht ernst nimmt

Es könnte auch vorkommen, dass Ihr Hausarzt die Beschwerden nicht ernst nimmt oder mit allgemeinen Ratschlägen abtut, wie »Sie sind ja auch nicht mehr die Jüngste, das ist im Alter ganz normal«. Wenn man einen begründeten Demenzverdacht hat, sollte man sich darüber nicht trösten lassen. Im nächsten Abschnitt geht es daher um Unterscheidungsmerkmale zwischen Demenz und normaler Altersvergesslichkeit. Nach der Lektüre des gesamten Buches werden

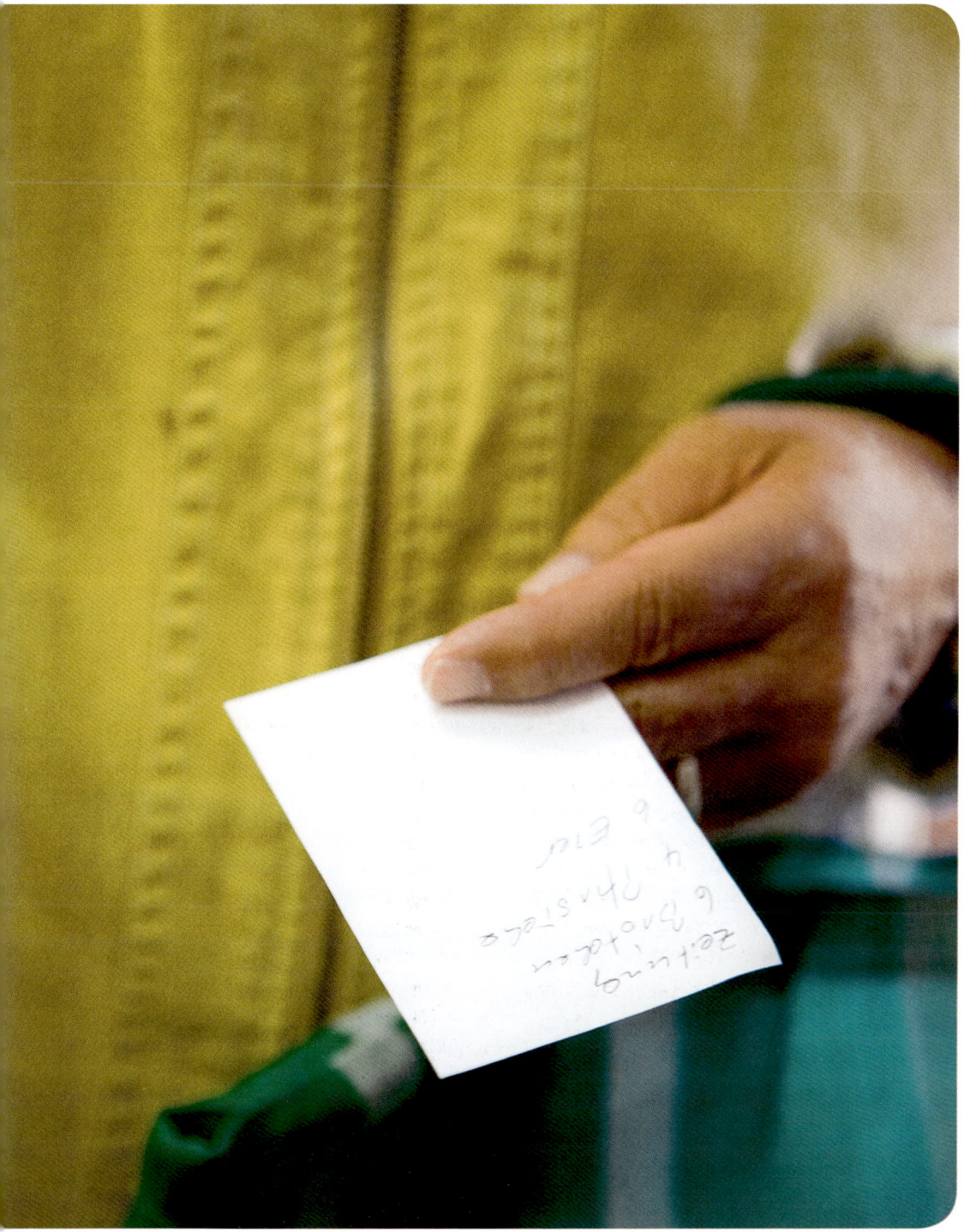

Sie die Situation noch besser einschätzen können, egal ob Sie befürchten, selbst zu erkranken, oder ob Sie Krankheitszeichen bei einem Angehörigen sehen.

Ob Sie nun einen anderen Hausarzt, einen Facharzt (z. B. einen Neurologen oder Psychiater), eine sogenannte Gedächtnissprechstunde oder Memory-Klinik (Seite 52) aufsuchen, bleibt Ihnen selbst überlassen. Wichtig ist, dass man sich nicht abspeisen lässt. Gegebenenfalls sollte man eine sogenannte »zweite Meinung« einholen.

Diagnostische Sicherheit ist (von Ausnahmen abgesehen) möglich und sollte auch vom behandelnden Haus- und/oder Facharzt eingefordert werden. Denn im Fall einer Demenz müssen Betroffene und Angehörige die weitere Zukunft planen und Vorsorge treffen. Hierfür benötigen sie umfangreiche Informationen, Beratung, psychologische Unterstützung und Hilfeleistungen. Es wäre also falsch, die Warnzeichen für eine Demenz einfach zu übergehen und abzuwarten.

Wie unterscheidet sich altersbedingte Vergesslichkeit von Demenz

Der umgekehrte Fall ist genauso möglich: dass Sie in ständiger Angst leben, dement zu werden, und sich besorgt selbst beobachten, obwohl Ihre Gedächtnisleistungen tatsächlich dem normalen

Altersdurchschnitt entsprechen. Man muss sich vergegenwärtigen, dass ein gewisser Abbau und eine Verlangsamung der kognitiven Prozesse eine normale Alterserscheinung sind. Schon im mittleren Erwachsenenalter zeigt das Gehirn fortschreitende Abbauerscheinungen, die allerdings erst im späten Alter merkbar werden. Das Gedächtnis ist für solche normalen Alterungsprozesse besonders sensibel. So resultiert bei jedem eine altersbedingte Vergesslichkeit, die auch mit fortschreitenden Lebensjahren zunimmt (normale Altersvergesslichkeit), ohne Krankheitswert zu besitzen.

Wenn man unter besonderem Druck steht oder sich mit zu vielen Dingen gleichzeitig beschäftigt, ist die Gefahr, etwas zu vergessen, ebenfalls sehr hoch. Wenn uns Dinge eigentlich nicht interessieren, merken wir sie uns auch nicht. Das ist sehr sinnvoll, denn man sollte nur das behalten, was für einen persönlich relevant ist. Diese Konzentration auf das Wesentliche verstärkt sich im Alter. Wenn man also die Zeitung liest, ohne auf ein Thema zu stoßen, das man interessant findet, wird man vom Inhalt nur wenig behalten. Typische Beispiele für Altersvergesslichkeit sind ein nachlassendes Namensgedächtnis oder die nachlassende Fähigkeit, sich Termine oder Einkaufslisten zu merken

In der folgenden Tabelle finden Sie einige Anhaltspunkte für die Unterscheidung von krankheitsbedingter und normaler Altersvergesslichkeit.

Unterschiede zwischen Alzheimer-Demenz und Altersvergesslichkeit (ohne Krankheitswertigkeit)

Alzheimer-Demenz	Altersvergesslichkeit
Gedächtnisleistung merklich schlechter als Alters- und Ausbildungsnorm (> 94 % der gleichen Alters- und Ausbildungsgruppe sind besser)	Gedächtnisleistung entspricht der Altersnorm (85 % der Gleichaltrigen mit gleicher Erziehung/ Ausbildung)
Leistungseinschränkung kann durchgehend festgestellt werden (im Alltag aber anfangs teilweise kompensierbar)	Gedächtnisstörung tritt oft nur zeitweise auf
deutliche Steigerung des Leistungsabfalls im Verlauf von Monaten bis Jahren	über Monate bis Jahre allenfalls geringfügige Steigerung des Leistungsabfalls
häufiges Vergessen oder Verlegen wichtiger Gegenstände, wie Portemonnaie oder Ausweis	gelegentliches Vergessen unwichtiger Dinge oder Verlegen von Brille oder Schlüssel (zu Hause)
Der Betroffene hat Mühe, das Gesuchte wiederzufinden; oft befindet es sich an unüblichen Plätzen, z. B. das Portemonnaie im Kühlschrank.	Das Gesuchte wird rasch wiedergefunden und befindet sich meist an üblichen Plätzen, z. B. die Brille auf dem Tisch oder auf einem Regal.
Der Betroffene vergisst biografisch wichtige Ereignisse oder Gedächtnisinhalte, z. B. wie die Kinder heißen und wo sie wohnen.	Der Betroffene vergisst nur Teile und Einzelheiten von Erlebnissen und Gedächtnisinhalten, z. B. wie Namen entfernter Bekannter oder Bezeichnungen historischer Stätten, die er in einem Urlaub besucht hat.
Das Vergessene kehrt auch durch Konzentration und intensives Überlegen nicht zurück und taucht auch zu einem späteren Zeitpunkt nicht mehr auf.	Man kann sich bei Konzentration und intensivem Nachdenken häufig doch daran erinnern; wenn die Erinnerung nicht gleich zurückkommt, taucht sie oft später wieder auf.
Der Betroffene ist immer weniger in der Lage, Notizzettel und Merkhilfen zu nutzen.	Der Betroffene ist in der Lage, Merkhilfen zu nutzen.
Der Betroffene kann auch mündlichen oder schriftlichen Empfehlungen und Anweisungen nur noch schwer folgen.	Empfehlungen und Anweisungen werden verstanden und befolgt.
sehr häufige zusätzliche Beeinträchtigungen anderer geistiger Fähigkeiten, z. B. von: • Denk- und Urteilsvermögen • Orientierung • Benennen • Aufmerksamkeit • verallgemeinerndem, abstraktem Denken • Handlungsplanung und -ausführung • Schnelligkeit (im Denken und Handeln)	nur selten geringfügige nennenswerte Störungen

Deutlich modifiziert nach Krämer G., Förstl H.: Alzheimer und andere Demenzformen.

Wie häufig sind Demenzerkrankungen?

Dank der Errungenschaften der modernen Medizin werden wir immer älter. Mit dem Lebensalter steigt aber auch das Risiko, an altersbedingten Krankheiten zu leiden (siehe Tabelle Seite 21). Daher nimmt die Zahl der Demenzkranken beständig zu. In Deutschland leben zurzeit ungefähr eine Million demenzkranke Menschen. Jahr für Jahr kommen schätzungsweise 250.000 Neuerkrankungen hinzu. Die Demenz ist damit nach der Depression die am weitesten verbreitete Alterserkrankung. Weltweit sind derzeit rund 24 Millionen Menschen betroffen. Sollte sich trotz aller Forschungsanstrengungen in den nächsten Jahren kein Heilmittel gegen Demenz finden, wird sich die Zahl auf über 80 Millionen Demenzkranke im Jahr 2050 steigern.

Sind Männer und Frauen gleichermaßen betroffen?

Das Neuerkrankungsrisiko ist für Männer und Frauen einer Altersgruppe gleich hoch. Dennoch gibt es wesentlich mehr demenzkranke Frauen (etwa 70 Prozent) als demenzkranke Männer (etwa 30 Prozent). Das liegt an der unterschiedlichen Lebenserwartung. Außerdem ist die Krankheitsdauer bis zum Tod bei Männern deutlich kürzer als bei Frauen. Lebten Männer genauso lange wie Frauen, gäbe es vermutlich genauso viele demenzkranke Männer wie Frauen.

Welche Demenzformen gibt es?

Rund 70 Prozent aller Demenzerkrankungen sind »degenerative Demenzen«. Die am häufigsten vorkommende und bekannteste ist die Alzheimer-Krankheit. Die vaskulären Demenzen sind meist entweder Folgen eines Schlaganfalls oder Auswirkungen zahlreicher sich häufender kleinerer Durchblutungsstörungen, die vom Betroffenen nicht als Schlaganfall wahrgenommen werden. Unter sekundären Demenzen werden die Leistungseinschränkungen des Gehirns verstanden, die als Folge einer anderen Grunderkrankung entstehen. Dies können eine Schilddrüsenfehlfunktion, Vitaminmangel, chronische Entzündungen und Infektionen oder Vergiftungen durch Alkoholmissbrauch sein. Sekundäre Demenzen sind, wenn sie frühzeitig erkannt und behandelt werden, heilbar.

Am häufigsten ist die Alzheimer-Demenz

Die Mehrzahl der Betroffenen leidet an einer Alzheimer-Demenz. Man bezeichnet die Erkrankung als neurodegenerativ, weil die Gehirnzellen langsam absterben. Durch diesen schleichenden Prozess werden immer mehr Gehirnfunktionen in Mitleidenschaft gezogen. Erste Anzeichen der Krankheit sind Vergesslichkeit oder Probleme, die richtigen Worte zu finden oder sich räumlich zu orientieren.

Anteil der Demenzkranken in verschiedenen Altersgruppen in Deutschland

Altersgruppe	prozentuale Häufigkeit	geschätzte Krankenzahl
65- bis 69-Jährige	1,2 %	66.000
70- bis 74-Jährige	2,8 %	111.000
75- bis 79-Jährige	6,0 %	184.000
80- bis 84-Jährige	13,3 %	288.000
85- bis 89-Jährige	23,9 %	256.000
über 90-Jährige	34,6 %	197.000

Häufigkeit der unterschiedlichen Demenzformen

‹ 10 % sekundär	15–20 % vaskulär	10–15 % gemischt	60–70 % degenerativ
Raumforderung	kumulierende kleine Durchblutungsstörungen	degenerativ und vaskulär	Alzheimer-Krankheit 50–60 %
toxisch	Multiinfarkte	–	frontotemporale Demenzen 5–10 %
metabolisch	strategische Infarkte	–	Lewy-Körper-Krankheit 5–10 %
infektiös	Blutungen	–	Demenz bei der Parkinson-Krankheit oder Chorea Huntington
Mangelzustand	kumulierende kleine Durchblutungsstörungen	–	–

Typische Veränderungen

Das Kurzzeitgedächtnis verschlechtert sich zunehmend. Die Betroffenen stellen beispielsweise immer wieder dieselbe Frage, obwohl sie die Antwort schon längst erhalten haben. Sie können vertraute Aufgaben, wie Kochen, alleine einkaufen gehen oder Zeitung lesen, nicht mehr bewältigen. Im Verlauf der Erkrankung verschlechtert sich das Lern- und Merkvermögen immer mehr. Die Betroffenen leben zunehmend in der Vergangenheit und bewältigen immer weniger Alltagsaufgaben.

Bei fortgeschrittener Krankheit werden auch vertraute Personen nicht mehr erkannt. Hinzu kommen Probleme beim Gehen und bei der Bewegungskoordination. Bei den meisten Patienten ist der

Schlaf-wach-Rhythmus gestört, d. h., sie sind nachts wach und am Tag müde. Bei mehr als der Hälfte der Betroffenen treten im Krankheitsverlauf Angst und Depressionen auf, bei einer gleich großen Anzahl von Betroffenen kommt es zu ausgeprägten körperlichen Unruhezuständen. Rund ein Drittel leidet irgendwann im Krankheitsverlauf unter einem Verlust der Realitätskontrolle, der sich in Halluzinationen, Beeinträchtigungsideen und/oder Personenverkennungen (auch eigene Angehörige können nicht mehr erkannt werden) äußert.

Alzheimer-Patienten werden oft pflegebedürftig

Knapp 60 Prozent der Betroffenen werden von Angehörigen, meist den Töchtern oder Schwiegertöchtern, zu Hause gepflegt. Rund 40 Prozent von ihnen leben in Pflegeheimen. Inkontinenz, Schluck- und Schlafstörungen machen schließlich selbst grundlegende Bedürfnisse zum Problem. Da viele Betroffene im späteren Verlauf geschwächt sind und sich nicht gesundheitsbewusst verhalten können, sind sie anfällig für weitere Erkrankungen. Die häufigste Todesursache ist eine Lungenentzündung.

Lewy-Körper-Demenz

Bei der Lewy-Körper-Demenz handelt es sich ebenfalls um eine neurodegenerative Erkrankung, die der Alzheimer-Krank-

Der Hippocampus ist schon früh betroffen

Die Neurodegeneration befällt das Gehirn bei der Alzheimer-Krankheit nicht gleichmäßig, sondern bestimmte Regionen werden früher erfasst als andere. Eine Gehirnregion, die schon früh in Mitleidenschaft gezogen wird, ist der Hippocampus. Diese Region ist besonders für das Gedächtnis wichtig und für die gezielte Weiterleitung von Informationen in andere Gehirnteile. Daher sind Gedächtnisstörungen typische Frühzeichen der Alzheimer-Demenz.

heit stark ähnelt. Die Erkrankungen sind deshalb schwer voneinander zu unterscheiden. Etwa 10 Prozent aller Demenzkranken leiden an der Lewy-Körper-Erkrankung (engl.: Lewy body disease).

Lewy-Körper sind Kennzeichen der Parkinson-Erkrankung. Der deutsche Nervenarzt und Neuropathologe Friedrich H. Lewy beschrieb 1912 erstmals Einschlusskörperchen in Nervenzellen, die für die Parkinson-Erkrankung typisch sind. Mittlerweile weiß man aber, dass sich diese Einschlusskörperchen – Lewy-Körper – auch im Gehirn normal alternder Menschen und auch bei Betroffenen mit Alzheimer-Demenz finden lassen. Bei der Lewy-Körper-Demenz sind sie jedoch besonders zahlreich vorhanden.

Kennzeichnend für eine Lewy-Körper-Demenz sind:
- starke Schwankungen der geistigen Leistungsfähigkeit und der Aufmerksamkeit
- optische Halluzinationen, die oft sehr detailreich sind
- leichte Parkinson-Symptome (unwillkürliches Zittern der Hände, Steifigkeit der Bewegungen, unsicherer Gang)

Es müssen allerdings nicht alle Symptome auftreten. Hinzu kommen Schlafstörungen und Inkontinenz. Auch stürzen die Patienten oft oder verlieren kurzzeitig das Bewusstsein. Am auffälligsten aber sind die optischen Halluzinationen, unter denen die Betroffenen leiden. Können sie anfangs noch Realität von Trugbild unterscheiden, gelingt ihnen dies im fortgeschrittenen Stadium nicht mehr. Die Betroffenen sind meist angstgeprägt und können auch sehr aggressiv werden.

Frontotemporale Demenzen

Die frontotemporalen Demenzen wurden früher nach ihrem Entdecker auch Pick-Krankheit genannt. Heute weiß man, dass es verschiedene Formen der frontotemporalen Demenzen gibt und dass nicht bei allen Formen dieser Erkrankung die charakteristischen Pick-Körperchen in Nervenzellen

vorkommen. Die frontotemporalen Demenzen machen rund 5–10 Prozent aller Demenzfälle aus.

Bei ihnen beginnt der Abbau der Nervenzellen zunächst im Stirn- und Schläfenbereich, daher auch der Name »frontotemporal«. Kennzeichnend für diese Demenzform sind früh auftretende Verhaltensauffälligkeiten und Probleme im Sozialkontakt. Dies liegt daran, dass der geschädigte Hirnbereich für die Kontrolle der Gefühle, des Sozialverhaltens und für die Handlungskoordination sowie für die Einsicht zuständig ist. Die Fahrtauglichkeit ist bei dieser Demenzform von Krankheitsbeginn an nicht mehr gegeben. Die Einsicht, den Führerschein krankheitsbedingt abgeben zu müssen, ist aber häufig eingeschränkt.

Die Betroffenen zeigen oft ein sehr unbeherrschtes und aggressives oder antriebsarmes, apathisches und emotionsloses Verhalten. Diese Verhaltensstörungen können sich auch in einem extrem enthemmten, oft äußerst sexualisierten Verhalten zeigen. Sprache und Sprechen sind ebenfalls früh gestört. Zu den körperlichen Symptomen gehören eine frühe Harninkontinenz sowie Körperstarre.

Anders als die Alzheimer-Demenz sind die frontotemporalen Demenzen keine reine Alterserkrankung. Auch Menschen mittleren Alters können schon an ihr erkranken. Ein anderer Unterschied: Gedächtnisstörungen sind meistens nicht das erste Krankheitssymptom. Aufgrund der Persönlichkeitsänderung kann es zu Verwechslungen mit anderen psychischen Erkrankungen wie Depression, Schizophrenie oder Manie kommen.

Vaskuläre Demenz

In 15–20 Prozent der Fälle geht eine Demenz auf Durchblutungsstörungen des Gehirns zurück. Bei den vaskulären Demenzen verstopfen Blutgefäße mit der Folge, dass die angrenzenden Hirnregionen nicht mehr genügend Sauerstoff und Nährstoffe erhalten. Infolgedessen werden Nervenbahnen im Gehirn geschädigt; entweder in Form weniger großer Schädigungen (Schlaganfall, Multi-Infarkt-Demenz) oder in Form einer Vielzahl kleiner Schädigungen (Mikroangiopathie, vaskuläre Enzephalopathie). Typische Anzeichen sind weniger Gedächtnisstörungen als vielmehr allgemeine Verlangsamung, Denkschwierigkeiten und depressive Symptome. Oft treten auch neurologische Symptome wie Gangstörungen, Feinmotorikstörungen oder Schwindel auf, bei größeren Schlaganfällen auch Taubheitsgefühle oder Lähmungserscheinungen.

Risikofaktoren bekämpfen und behandeln

Einer der wichtigsten Risikofaktoren für vaskuläre Demenz ist Bluthochdruck, da er kleinere Infarkte und eine Schädigung der Nervenfasern hervorrufen kann. Weitere Risikofaktoren sind Übergewicht, Diabetes mellitus (Zuckerkrankheit), zu hohe Blutfettwerte, Bewegungsmangel, Herzrhythmusstörungen (z. B. absolute Arrhythmie) und Rauchen. Durch eine rechtzeitige Behandlung der Risikofaktoren kann man der Hirnleistungsstörung vorbeugen. Ist das Gehirn jedoch erst einmal geschädigt, ist eine Heilung nicht mehr möglich. Die Regulierung von Blutdruck, Blutfettwerten und Zuckerwerten können dann weiteren Schaden abwenden. Die Anwendung blutverdünnender Medikamente ist umstritten, hängt vom Einzelfall ab und kann nicht generell empfohlen werden.

Wegen der Gefahr von Einblutungen in das Gehirn ist die Antikoagulation mit Marcumar oder den neuen Antikoagulanzien zu vermeiden. Ebenso ist der Nutzen der häufig in Analogie zum Schlaganfall propagierten Anwendung von Thrombozytenaggregationshemmern (z. B. Acetylsalicylsäure oder Clopidogrel) nicht erwiesen. Auch hier muss mit einer erhöhten Gefahr – wenn auch geringer

Vorbeugen ist möglich

Wenn man vorhandene Risikofaktoren – z. B. Bluthochdruck, Übergewicht, Bewegungsmangel – behandelt bzw. vermindert, kann man einer vaskulären Demenz vorbeugen.

als bei Antikoagulanzien – einer Einblutung in das Gehirn gerechnet werden.

Multi-Infarkt-Demenz

Eine seltenere Form der vaskulären Demenz ist die Multi-Infarkt-Demenz, bei der das Gehirn durch viele kleine Schlaganfälle geschädigt wird. Die Multi-Infarkt-Demenz beginnt meist plötzlich und schreitet in der Regel stufenweise fort. Die Krankheitssymptome sind denen der Alzheimer-Krankheit sehr ähnlich, es können aber körperliche Störungen wie Taubheitsgefühle oder Lähmungserscheinungen hinzukommen.

Sekundäre Demenzen

Sekundäre Demenzen sind Hirnleistungsstörungen, deren Ursachen in anderen Erkrankungen liegen. Sie sind die einzigen heilbaren Demenzformen, da mit der Behandlung der Grunderkrankung die Folgeerscheinung geheilt werden kann. Dies gilt aber nur, wenn sie möglichst frühzeitig erkannt und rechtzeitig behandelt werden.

Ursachen für die behandelbaren sekundären Demenzen können sein:
- Erkrankung der Schilddrüse mit Über- oder Unterfunktion (Endokrinopathien)
- Gehirntumor, Gehirnblutung (intrakranielle Raumforderungen)

Heilungschancen nutzen

Liegt eine sekundäre Demenz vor, besteht die Chance der Heilung, wenn die auslösende Erkrankung rechtzeitig erkannt und behandelt wird.

- Vitaminmangelkrankheiten: Folsäuremangel, B_1-, B_6-, B_{12}-Mangel
- chronische Leber- oder Nierenerkrankungen (metabolische Enzephalopathien)
- dauerhafte Hirnschädigung durch chronische Vergiftungen: Industriegifte, Arzneimittel, Alkoholabhängigkeit
- langfristige Elektrolytstörungen (Hyponatriämie/Hypernatriämie)
- rheologisch bedingte Störungen wie Polyzythämie (Erkrankung des Knochenmarks)
- chronische Infektionen (z. B. Neurosyphilis, Neuroborreliose)
- Spätformen der Leukodystrophien (Stoffwechselkrankheiten des Nervensystems)
- Normaldruck-Hydrozephalus (der Hirndruck, d. h., der Druck innerhalb der Nerven-, Hirnwasserräume ist vorübergehend erhöht) – mit resultierenden kognitiven Störungen, Gang- und Blasenstörungen

Alois Alzheimer beschrieb die Erkrankung

Am 8. April 1906 verstarb in der Städtischen Anstalt für Irre und Epileptische in Frankfurt am Main eine 56-jährige Frau in völliger geistiger Umnachtung.

Bei ihrer Einlieferung im Jahr 1901 sagte sie ihrem behandelnden Arzt: »Ich habe mich selbst verloren.« Die Gespräche zwischen der Patientin und ihrem Arzt haben Medizingeschichte geschrieben. Denn der Arzt, von dem hier die Rede ist, war Alois Alzheimer. Er war damals Oberarzt an der Frankfurter Klinik, die von Prof. Emil Sioli geleitet wurde.

Auguste Deter war »die erste Alzheimer-Kranke«

Der Name der Patientin war Auguste Deter. Und ihr Vorname war das Einzige, woran sie sich noch erinnern konnte:
- »Wie heißen Sie?« – »Auguste.«
- »Wie ist Ihr Familienname?« – »Auguste.«
- »Wie heißt Ihr Mann?« – »Ich glaube, Auguste.«

Ihr Mann hatte Auguste Deter in die Klinik einliefern lassen. Er berichtete, dass sie extrem misstrauisch und eifersüchtig geworden sei, ihn gar einer Affäre beschuldige. Sie fühlte sich verfolgt, versteckte permanent Gegenstände, konnte nicht mehr kochen. Im Dezember 1901, kaum einen Monat nach ihrer Einlieferung, wusste sie noch nicht einmal mehr ihren Vornamen. »Wie heißen Sie?« – »Mai.« Im Frühjahr 1902 waren überhaupt keine Gespräche mit ihr mehr möglich. Alzheimer beschrieb einen ausgeprägten Unruhezustand, der sich in einem ausgeprägten Bewegungsdrang und in Veränderungen des Verhaltens (z. B. länger dauerndes Schreien) äußerte.

Alzheimer fand »merkwürdige Veränderungen« im Gehirn

1903 erhielt Alzheimer das Angebot, in Heidelberg bei dem renommierten Psychiater Emil Kraepelin zu forschen, und folgte diesem im selben Jahr nach München. Dort erreichte ihn im Frühjahr 1906 die Nachricht, dass Auguste Deter am 8. April an einer Blutvergiftung verstorben sei. Sioli sendete ihm Krankenakte und Gehirn seiner früheren Patientin. Alzheimer war überzeugt davon, dass Geisteskrankheiten eine organische Ursache haben. Deswegen obduzierte er das Gehirn von Auguste Deter und entdeckte unter dem Mikroskop »sehr merkwürdige Veränderungen der Neurofibrillen«. Zudem fand er in der Hirnrinde »hirsekorngroße Herdchen, welche durch Einlagerung eines eigenartigen Stoffes bedingt sind«.

Anfang November 1906 berichtete er vor der Versammlung der Süddeutschen Irrenärzte in Tübingen von seiner Entdeckung – allerdings ohne auch nur irgendeine Reaktion aus dem Kollegenkreis zu erhalten. Keiner stellte eine Frage, seine Präsentation wurde zwar zur Kenntnis genommen, aber nicht weiter beachtet. Was in Anbetracht der damaligen durchschnittlichen Lebenserwartung auch nicht allzu verwunderlich war: Senile Alterserkrankungen waren überaus selten.

Vier Jahre später veröffentlichte Kraepelin dann sein Lehrbuch »Allgemeine Psychiatrie«, in dem er ausführlich das »senile und präsenile Irrsein« schilderte. Er nannte das bei der damaligen durchschnittlichen Lebenserwartung von 48 Jahren sehr seltene Leiden nach seinem »langjährigen treuen Mitarbeiter« die »Alzheimer-Krankheit«.

Prominente mit Alzheimer-Demenz

Erst Jahrzehnte später, als die Zahl der Alzheimer-Kranken aufgrund der längeren Lebenserwartung längst sprunghaft gestiegen war, geriet diese rätselhafte Erkrankung wieder in den Fokus der Wissenschaft. Wirklich intensiv wird aber erst seit Beginn der 1970er-Jahre daran geforscht. Zu einer traurigen Berühmtheit brachte es dabei die in den 1940er-Jahren gefeierte Hollywood-Diva Rita Hayworth. Ihre Alzheimer-Erkrankung wurde damals vor allem von der Sensationspresse als Alkohol- und Drogenabhängigkeit fehlinterpretiert. Ihre Tochter, Prinzessin Yasmin Aga Khan, ist Präsidentin von Alzheimer International. Rita Hayworth ist – neben dem mittlerweile ebenfalls verstorbenen früheren US-Präsidenten Ronald Reagan – wohl eine der bekanntesten Alzheimer-Patienten.

In Deutschland wurde bei Herbert Wehner, einem prägenden Politiker der ersten Nachkriegsjahrzehnte, in den letzten Lebensjahren eine Alzheimer-Erkrankung bekannt. Und die Familie des 2013 verstorbenen Altphilologen und Schriftstellers Walter Jens hat öffentlich über dessen Demenzerkrankung gesprochen. Zur Enttabuisierung dieses Themas trug in letzter Zeit die Tochter des legendären Fußballmanagers Rudi Assauer bei, dessen Demenzerkrankung seit 2012 bekannt ist. Er verstarb Anfang 2019.

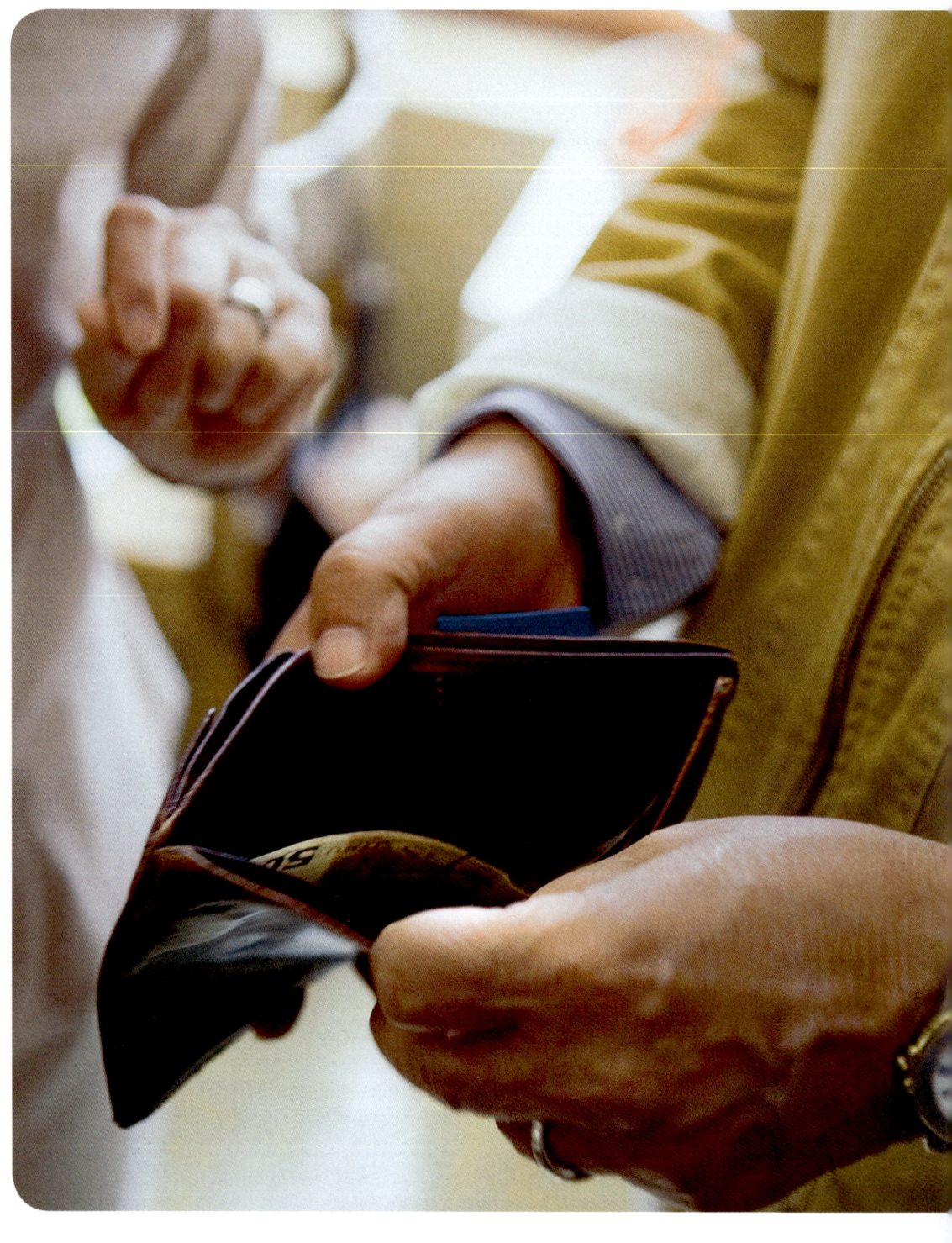

Erkrankungsstadien und -verlauf

Gerade zu Beginn der Erkrankung erfahren die Betroffenen ihre Defizite noch aktiv. Meist ist zu diesem Zeitpunkt noch nicht bekannt, dass hinter den Veränderungen eine Krankheit steckt.

Die Familie reagiert oft mit Unverständnis und fordert von dem Betroffenen, »sich zusammenzureißen« oder »sich nicht so gehen zu lassen«. Das trägt sicherlich nicht zur Verbesserung bei, sondern birgt eher das Risiko in sich, dass der Betroffene sich zurückzieht. Hilfreich in dieser Anfangsphase ist dagegen, sich ausführlich zu informieren, natürlich einen Arzt aufzusuchen, falls das noch nicht geschehen ist, und sich gemeinsam Gedanken zu machen, wie das weitere gemeinsame Leben gestaltet werden kann, welche Vorsorgen man treffen muss etc.

Der Nervenzellverlust bleibt lange unbemerkt

Die Alzheimer-Krankheit ist eine sehr langsam fortschreitende Erkrankung. Jahrzehnte vor dem ersten Krankheitszeichen beginnt im Gehirn der Abbauprozess der Nervenzellen. Viele Jahre lang verursacht die im Gehirn fortschreitende Krankheit keine äußerlich erkennbaren Krankheitszeichen. Sie bleibt zunächst über längere Zeit symptomfrei, bis meist erste Gedächtnisstörungen auftreten und von Angehörigen oder dem Betroffenen selbst registriert werden. In diesem frühen Stadium der Symptomentwicklung ist die Unterscheidung zwischen Alzheimer-Demenz und Altersvergesslichkeit ohne Krankheitswert jedoch nur schwer zu treffen.

Die neuere Forschung hat herausgefunden, dass die Spuren der Alzheimer-Krankheit im Nervenwasser (Seite 57) bereits vor den ersten Gedächtnisstörungen oder spätestens zusammen mit diesen entdeckt werden können. Die klinischen Symptome, d. h. Gedächtnisstörungen und Demenz, entwickeln sich erst später. Der Begriff »Alzheimer-Krankeit« beschreibt also die neuropathologischen Veränderungen, während der Begriff »Demenz« ausschließlich die Phase der klinischen Symptome einschließt.

Auch nach Einsetzen der ersten Gedächtnisprobleme bleiben viele geistige Fähigkeiten erhalten. Denn Sprachverständnis und sprachlicher Ausdruck ebenso wie der Bewegungsapparat sind oft erst in späteren Krankheitsstadien beeinträchtigt. Die Gedächtnisstörungen können also lange der einzige augenfällige Ausdruck der Erkrankung sein. Angesichts des Fehlens heilender Therapien sollten möglichst alle Chancen genutzt werden, um das Fortschreiten der Erkrankung im Frühstadium zu verzögern. Aktivität, gezielter Medikamenteneinsatz

Frühzeichen

In der ersten Zeit der Alzheimer-Krankheit können Gedächtnisstörungen das einzige auffällige Defizit sein.

(Seite 84) und eine unterstützende, fördernde Umgebung können die Verschlechterung der Krankheit verzögern bzw. verlangsamen.

Das Gefühlsleben bleibt erhalten

Am wenigsten wird das Gefühlsleben durch die Erkrankung eingeschränkt. Es ist allerdings durch das Selbsterleben der schwindenden geistigen Fähigkeiten belastet. Die Fähigkeit, emotional zu reagieren, bleibt über den gesamten Krankheitsverlauf erhalten – von den meist vorübergehenden depressiven Verstimmungen abgesehen. So kann auch in einer Demenzkrankheit Freude hervorgerufen und erlebt werden, Trauer über Verluste oder Schmerz über die zunehmenden Einschränkungen und über die Belastungen der Pflegenden empfunden werden, auch wenn solche Gefühle manchmal nicht mehr in gewohnter Form geäußert werden können.

Zwischenmenschliche Gefühle bleiben bei Menschen mit Demenz meist viel länger erhalten als die Möglichkeit, sich sprachlich auszutauschen. Auf dem Weg von Gefühl und Einfühlung bleiben Demenzkranke für Angehörige und Freunde auch dann noch erreichbar, wenn die Fähigkeit, flüssig und schlüssig zu sprechen, versiegt.

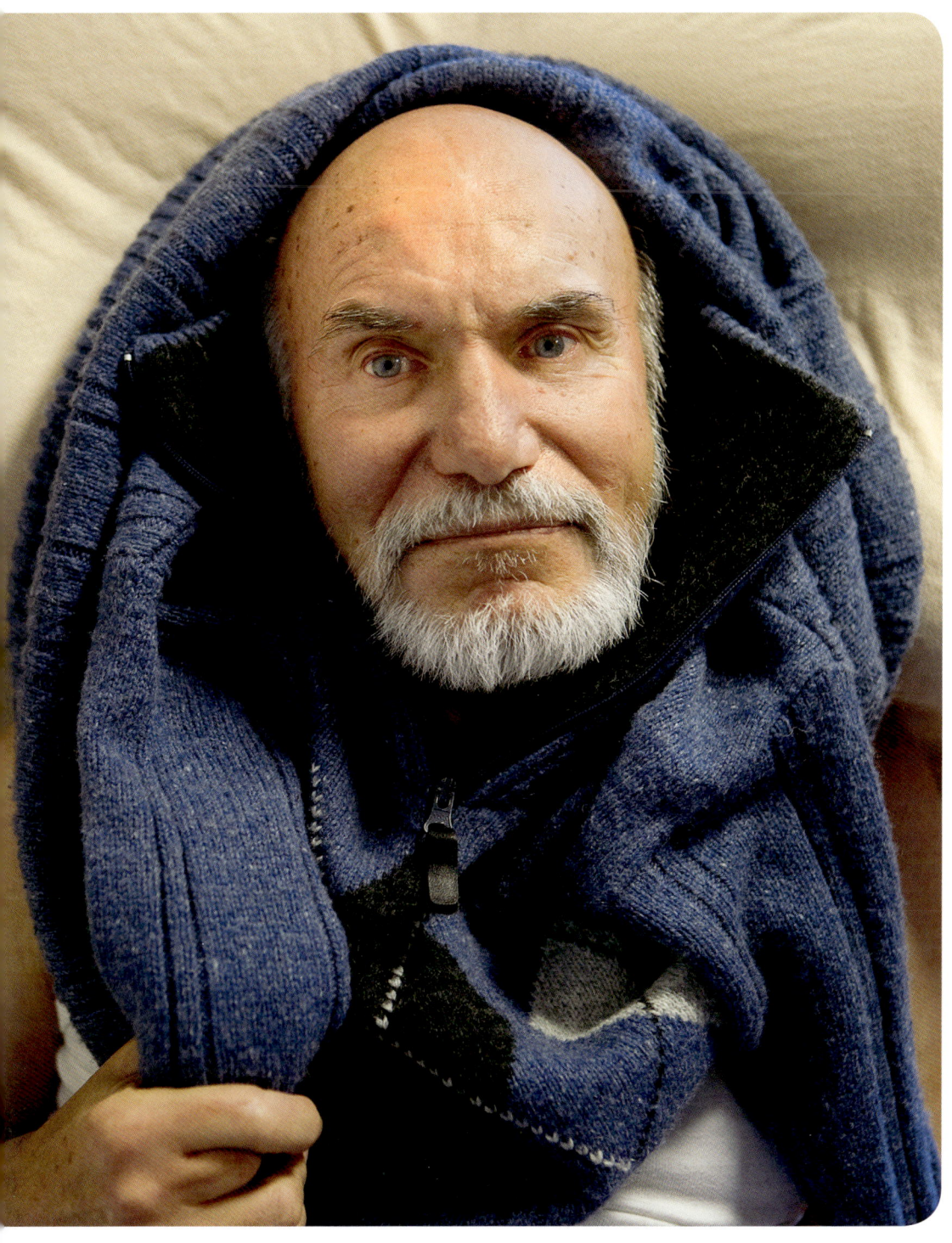

Gedächtnisstörungen im Frühstadium

Im frühen Stadium der Alzheimer-Krankheit stehen Gedächtnisstörungen im Vordergrund. Die Betroffenen können sich den Inhalt von Gesprächen oder Mitteilungen in Zeitung und Fernsehen nicht einprägen, sie erinnern sich nur bruchstückhaft an wenige Stunden zurückliegende Ereignisse, verlegen häufig Gegenstände an ungewöhnliche Orte (z. B. Geldbeutel in den Kühlschrank) und suchen danach oder vergessen mehrfach bestätigte Verabredungen.

Die Fähigkeit, Urteile zu fällen, Entscheidungen zu treffen und Probleme zu lösen, wird durch Gedächtnisstörungen in Mitleidenschaft gezogen. Bei vielen Kranken ist auch ein Nachlassen des Antriebs und der Eigenaktivität festzustellen, bei anderen eine zunehmende Reizbarkeit und ungewöhnliche Stimmungsschwankungen. Ein Teil der Kranken hat Probleme, sich örtlich zurechtzufinden, z. B. beim Autofahren, zu Fuß in fremder Umgebung oder beim Einkaufen im Supermarkt.

Bei oft gut erhaltener Sprache kann der Betroffene sich mit Angehörigen und Freunden unterhalten. Unternehmungen, wie Wandern, in die Stadt gehen, Gartenarbeiten und Hausarbeiten erledigen oder mit den Enkeln spielen, sind im frühen Stadium ebenfalls noch möglich. Optimismus und Zuversicht – trotz der Demenzerkrankung – sind auch in dieser Lebensphase hilfreich.

Die Tagesform kann stark schwanken

Auch wenn die Erkrankung insgesamt stetig fortschreitet, lassen sich im täglichen Erleben große Schwankungen feststellen. Es gibt durchaus Tage, an denen man den Eindruck hat, es habe sich wieder verbessert. Gerade die Gedächtnisstörungen sind nicht gleichbleibend, sondern können sich innerhalb kurzer Zeit stark ändern. Gerade noch konnte man sich genau an ein Erlebnis erinnern, wenige Minuten später ist es wie weggeblasen. Am Vormittag konnte sich der Betroffene noch flüssig unterhalten, am

Selbstständigkeit und Zuversicht fördern

In dieser ersten Krankheitsphase, die meist mehrere oder gar viele Jahre dauert, ist noch ein weitgehend normales und selbstständiges Leben möglich – trotz der eingeschränkten geistigen Leistungsfähigkeit. Der Leistungsabfall geht aber oft mit depressiver Verstimmung einher. Eine optimistische, aktive Lebenseinstellung hilft, Probleme zu bewältigen, und hilft wahrscheinlich auch, den Krankheitsfortschritt zu verzögern.

Nachmittag ist nur noch ein stockendes Gespräch möglich.

Berufstätigkeit

Wenn der Betroffene noch beruflich aktiv ist, fallen auch in diesem Bereich die verminderte Leistungsfähigkeit und die zunehmende Schwierigkeit, den Anforderungen zu entsprechen, auf. Auch das berufliche Umfeld bemerkt die Veränderungen. Der Betroffene selbst ist häufig bemüht, die Defizite zu kaschieren und zu überspielen. Wird er direkt auf Fehlleistungen angesprochen, verleugnet er diese häufig.

Diese Verleugnungsstrategie ist zwar im Einzelfall nachvollziehbar, aber risikoreich, da hierdurch die Chance zur Verzögerung des Krankheitsfortschritts durch eine rechtzeitig einsetzende Therapie (Seite 101) verfehlt werden kann. Beginnt die Demenzerkrankung während der Berufstätigkeit, sollte gemeinsam mit dem behandelnden Arzt auch besprochen werden, wann die Aufgabe des Berufes sinnvoll ist.

Wie werden Gedächtnisprobleme emotional verarbeitet?

Erste Gedächtnisprobleme treten meist zunächst isoliert auf, ohne durch Probleme der Handlungsplanung, der Orientierung oder des sonstigen Denkvermögens begleitet zu sein. Allerdings fühlen sich viele Betroffene v. a. anfänglich im Gefühlsleben belastet. Oft treten Verstimmungen auf, wie z. B. Deprimiertheit, eine niedergedrückte, traurig-depressive Gefühlslage, Lustlosigkeit, Zweifel an sich selbst und Unfähigkeit, sich zu freuen oder die bisherigen Hobbys und Interessen zu verfolgen.

Die nachlassende Leistungsfähigkeit wird realisiert, woraus Scham, Traurigkeit und Hoffnungslosigkeit resultieren können. Hierzu können mehrere Gründe beitragen: die Hilflosigkeit angesichts der sich verschlechternden geistigen Leistungen, die zunehmenden Schwierigkeiten, sich den Nahestehenden verständlich zu machen, und manchmal auch die Enttäuschung über die nicht erfüllte Erwartung der Angehörigen. In solchen Fällen ist eine gezielte antidepressive Therapie indiziert. Die Chancen für Behandlungserfolge bei solchen begleitenden Depressionen sind gut.

Mittleres Stadium – die Selbstständigkeit schwindet

Die Krankheitszeichen nehmen allmählich zu, betreffen mehr Fähigkeiten und werden immer deutlicher. Ein selbstständiges Leben wird zunehmend beeinträchtigt. Irgendwann ist dann ein Grad

Wie soll man mit den zunehmenden Defiziten umgehen?

Für den kranken Menschen selbst ist vor allem die Anfangsphase der Erkrankung schwierig, da er seine zunehmenden Defizite selbst wahrnimmt, seine eigenen Erwartungen nicht mehr zu erfüllen vermag und unter den nachlassenden Fähigkeiten stark leiden kann. Eine wichtige Rolle spielt die Scham über die Leistungsausfälle. Besonders Menschen, die über viele Jahrzehnte erfolgreich versuchten, in Familie und/oder Beruf vorbildlich zu sein, und/oder Leistungen erbrachten, für die sie gelobt und anerkannt wurden, verfehlen oft schon zu Erkrankungsbeginn die selbst gesetzten Maßstäbe. Viele von ihnen schämen sich dafür. Fremdkritik verschärft Scham und fördert die Verleugnung. Ob und mit wem die Betroffenen offen darüber sprechen möchten, liegt in ihrem eigenen Ermessen. Einigen Betroffenen hilft es bei der Krankheitsbewältigung, mit der Familie und auch professionellen Helfern zu sprechen, andere möchten sich mit der Erkrankung lieber nicht auseinandersetzen. Wir haben schon darauf hingewiesen, dass mangelnde Krankheitseinsicht ebenfalls zum Krankheitsbild gehört. Manche demenziell erkrankte ältere Menschen sind sich jedoch zu Erkrankungsbeginn schmerzlich einer Gedächtnisstörung bewusst, verleugnen diese aber und lehnen Hilfe ab.

Für die Angehörigen heißt das, die Entscheidung und das Verhalten des Betroffenen in jedem Falle zu akzeptieren. Aufgedrängte Gespräche oder, schlimmer noch, das Nachweisen oder Vorhalten der bemerkten Defizite wäre völlig fehl am Platz. Im weiteren Verlauf kommt den Angehörigen in erster Linie eine stützende und bestärkende Rolle zu. Achten Sie im Umgang mit dem Betroffenen darauf, sich lobend und positiv über seine Stärken und Fähigkeiten zu äußern. Auf kritische Anmerkungen oder Ironie sollte man dagegen verzichten.

Wichtig ist es, die zu Erkrankungsbeginn häufigen depressiven Verstimmungen zu erkennen, die auch das Ausmaß einer krankheitswertigen Depression annehmen können. Solche Depressionen können nämlich erfolgreich behandelt werden.

erreicht, der die selbstständige Lebensführung nicht mehr zulässt. Die Kranken brauchen vermehrt Aufsicht und Hilfe bei Aufgaben des alltäglichen Lebens wie Benutzen von Verkehrsmitteln, Einkaufen, Zubereiten von Mahlzeiten, Einhalten regelmäßiger Mahlzeiten, Säubern der Wohnung und Bedienen von Haushaltsgeräten. Beschäftigungen wie Lesen, Fernsehen, Telefonieren, Leute treffen, Handarbeiten oder Heimwerken fallen den Betroffenen schwer und werden daher aufgegeben. Die Patienten sind bei früher vertrauten Beschäftigungen überfordert. Damit fallen viele Möglichkeiten zum Zeitvertreib weg. Unruhe, Ängstlichkeit und das Festhalten an vertrauten Bezugspersonen können zunehmen.

Unruhe, Aggression und »herausforderndes Verhalten«

In diesem Stadium entwickeln einige Betroffene erstmals vermehrte Reizbarkeit, innere und körperliche Unruhe. Hierzu können mehrere Gründe beitragen: die Hilflosigkeit angesichts der sich verschlechternden geistigen Leistungen, die zunehmenden Schwierigkeiten, sich den nahestehenden Menschen verständlich zu machen, und manchmal auch die Enttäuschung über die nicht erfüllte Erwartung der Angehörigen.

Auch Aggressionen können entstehen. Verständnisorientiertes Entgegenkommen hat in dieser Situation oft eine »deeskalierende«, d. h. eine beruhigende Wirkung. Wenig einfühlsame Reaktionen der Pflegenden steigern dagegen innere Unruhe, Bewegungsunruhe, Hilflosigkeit und aggressive Verhaltensweisen.

Störungen des Schlaf-wach-Rhythmus

Störungen des Schlaf-wach-Rhythmus, die sich in Schlafstörungen, Müdigkeit während des Tages und Aktivitätsdrang während der Nacht äußern, sind häufig. Meist liegen biologische Ursachen vor, bisweilen fehlt es aber auch an einer festen und angemessenen Tagesstruktur. Oft laufen dann die Betroffenen ohne Orientierung und ohne ein klares Ziel in der Wohnung oder im Haus umher. Manche gehen unbemerkt hinaus, verirren sich dann meist und finden nicht mehr nach Hause. Auch tagsüber verhalten sich einige Demenzkranke wie getrieben. Sie wiederholen einfache Tätigkeiten, da sie komplexere nicht mehr bewältigen. Entweder verfolgen sie Bezugspersonen auf Schritt und Tritt, oder sie räumen Dinge hin und her, durchwühlen Schubladen, spielen nervös mit irgendwelchen Gegenständen. Oder sie stellen fortwährend die gleiche Frage oder wollen immer wieder die gleiche Tätigkeit ausführen, z. B. die Jalousien herunterlassen oder hochziehen.

Zunehmende Pflegebedürftigkeit im fortgeschrittenen Stadium

Im fortgeschrittenen Stadium besteht ein hochgradiger geistiger Abbau. Die Sprache verarmt immer mehr und beschränkt sich irgendwann auf wenige Wörter oder versiegt ganz. Die Kranken sind bei allen Verrichtungen des täglichen Lebens, Essen, Trinken, Baden, Aufsuchen der Toilette und weiteren Aktivitäten der Körperpflege, auf Hilfe angewiesen. Die Betroffenen werden zunehmend antriebslos und zeigen kaum noch Interesse an ihrer Umwelt oder auch an ihren eigenen Belangen. Sie sitzen stundenlang herum, ohne etwas zu tun. Fernsehen oder Lesen ist nicht mehr möglich. Alle Bewegungen und auch das Gehen werden langsamer. Sie gehen nur noch mit kleinen Schritten und müssen sich abstützen. Sie verlassen nur noch ungern das Zimmer oder die Wohnung. Zeitweise reagieren sie gereizt oder aggressiv.

Angehörige sind wichtig

Vertraute Personen werden manchmal auch nicht mehr erkannt. Trotzdem sollten sich unter diesen Umständen Angehörige nicht zurückziehen.

Argwohn und Misstrauen

In diesem fortgeschrittenen Krankheitszustand versagt oft auch die Fähigkeit zur Wahrnehmung der Absichten von Bezugspersonen und zur Orientierung an der Realität. Ein zeitweiser Vertrauensverlust in die Angehörigen und die gewohnte Umgebung kann die Folge sein. Es entstehen Argwohn und Misstrauen. Pflegende Angehörige können dabei z. B. verdächtigt werden, Schmuck, Wertsachen, Geldbeutel und andere wichtige persönliche Dinge gestohlen zu haben.

Solche krankheitsbedingten Situationen verletzen umso mehr, je stärker der Einsatz und Verzicht der Pflegenden für den Erkrankten sind. Vor allem unter diesen Bedingungen sind aber Verständnis und Zuwendung gegenüber dem Demenzkranken besonders gefordert.

Bettlägerigkeit

Manchmal geht auch die Kontrolle über Blase und Darm sowie über die Körperhaltung verloren. Die Kranken können nicht mehr alleine gehen und werden bettlägerig. Wenn man ihnen nicht dabei hilft, können sie das Bett nicht mehr verlassen. Ferner können Schluckstörungen und Krampfanfälle auftreten. Im allerletzten Krankheitsstadium kann – wie bei einem Neugeborenen – der Kopf nicht mehr aufrecht gehalten werden.

Die Anfälligkeit für Infektionen steigt. Hierzu kann auch der Bewegungsmangel beitrag. Lungenentzündungen führen dann oft zum Tode.

Krankheitsverlauf und Lebenserwartung

Die Lebenserwartung von Alzheimer-Patienten ist im Vergleich zu gesunden Gleichaltrigen verkürzt, dies kann man sicher sagen. Genaue Angaben zu den noch verbleibenden Jahren lassen sich aber nicht treffen. Denn es spielen ja viele Faktoren eine Rolle: Wie alt ist der Betroffene? Erfolgte die Diagnosestellung in einem frühen oder späten Krankheitsstadium? Wie ist seine Konstitution? Leidet er an weiteren Erkrankungen usw.? Daher sind die Angaben von einer durchschnittlichen Überlebensdauer von fünf bis acht Jahren nach Diagnosestellung im Einzelfall sehr wenig aussagekräftig. Der Schwankungsbereich liegt zwischen zwei und 20 Jahren.

Ähnliches gilt für die Dauer der einzelnen Stadien. Im Krankheitsverlauf kann es Phasen geben, in denen der Schweregrad nicht merklich fortschreitet. Die Dauer des Frühstadiums, in dem noch viele Tätigkeiten und Aktivitäten möglich sind, wird mit durchschnittlich zwei bis vier Jahren angegeben. Doch auch dabei gibt es eine Schwankungsbreite und individuelle Unterschiede. Manche Patienten haben mehr als vier Jahre lang mit Unterstützung einen weitgehend eigenständigen, aktiven Alltag.

Man kann nicht direkt an einer Demenz sterben. Todesursachen resultieren aber oft aus den Demenzfolgen; z.B. begünstigt die reduzierte Mobilität Infektionen, die dann zum Tode führen können. Daneben sterben viele Demenzkranke, genauso wie Gleichaltrige ohne Demenz, an einem Herzinfarkt, einem Schlaganfall oder an Krebs.

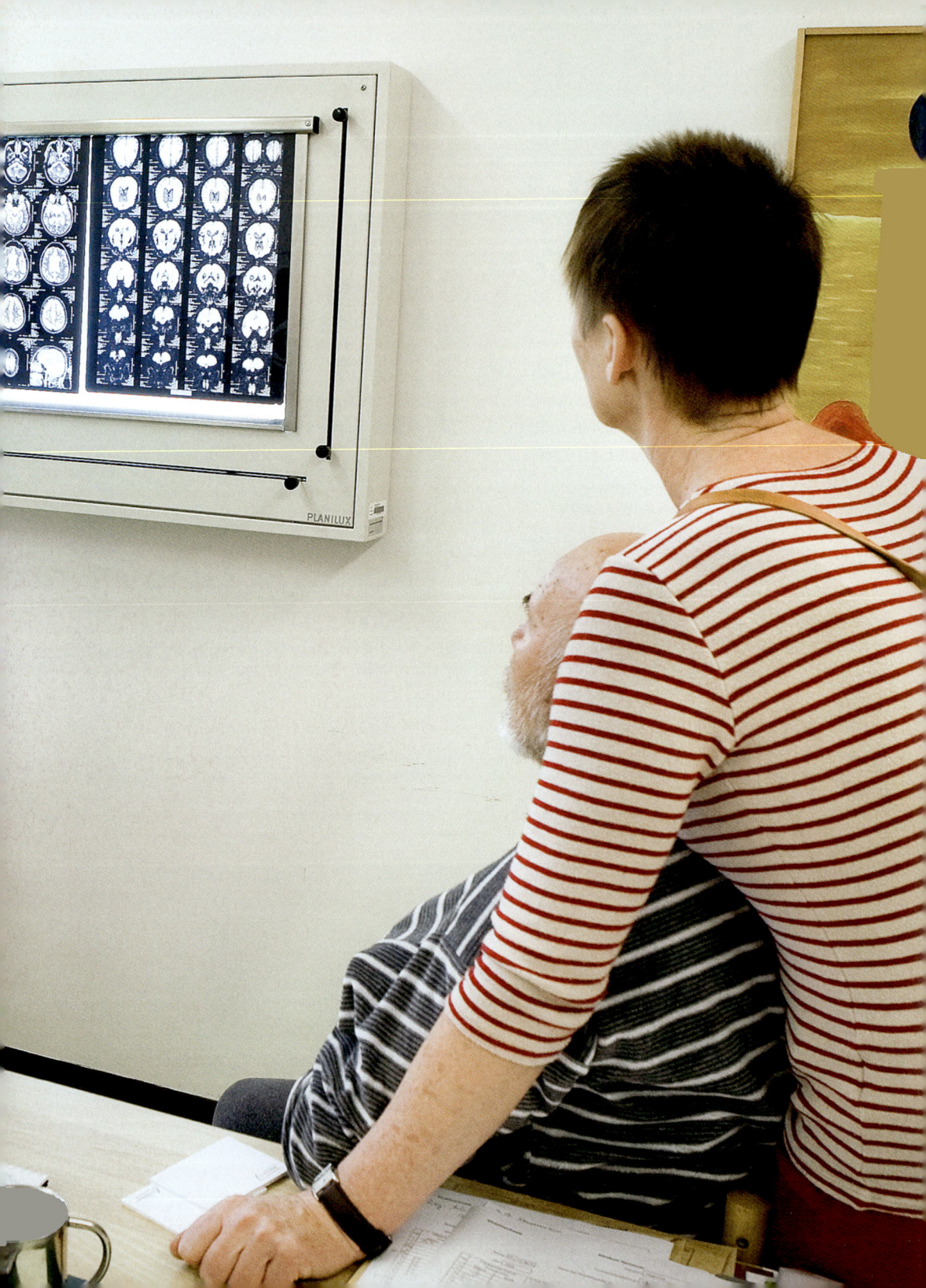

Diagnose: die Krankheit erkennen

In diesem Kapitel geht es um die Untersuchungen, die bei einem Demenzverdacht nötig sind. Kognitive Defizite lassen sich mit neuropsychologischen Tests feststellen.

Wie untersucht der Arzt?

Die Spezialisten für Demenzerkrankungen sind Psychiater und Neurologen. Bei der Diagnosestellung richtet sich der Arzt nach den Vorgaben der »ICD-10«.

Die ICD-10 (International Classification of Diseases and Related Health Problems) ist eine international gültige Klassifikation von Krankheiten und verwandten Gesundheitsproblemen. Sie wird von der Weltgesundheitsorganisation (WHO) herausgegeben und liegt derzeit in der zehnten Fassung vor. Eine noch etwas differenzierte Skalierung der neurokognitiven Störungen erlaubt das DSM-V (Diagnostic and Statistical Manual of Mental Disorders), auf das hier aber nicht näher eingegangen werden soll. Neue Diagnosesysteme sind in der Entwicklung.

»Demenz« ist dabei der Überbegriff für einen Zustand (ein Syndrom) als Folge einer meist chronischen oder fortschreitenden Krankheit des Gehirns mit Störung vieler Gehirnfunktionen, einschließlich Gedächtnis, Denken, Orientierung, Auffassung, Rechnen, Lernfähigkeit, Sprache und Urteilsvermögen. Das Bewusstsein ist nicht getrübt. Die Beeinträchtigungen der geistigen Leistungsfähigkeit werden gewöhnlich von Veränderungen der emotionalen Kontrolle, des Verhaltens gegenüber anderen oder der Motivation begleitet. Diese Störungen müssen schwer genug sein, um die Aktivitäten des täglichen Lebens wesentlich zu beeinflussen, und sie müssen länger als sechs Monate andauern. Eine Demenz wird klinisch diagnostiziert.

Das ärztliche Gespräch

Häufig ist der Hausarzt die erste Anlaufstelle. Er wird zunächst im Gespräch abfragen, welche Beschwerden und Veränderungen in der letzten Zeit aufgetreten sind und zum Demenzverdacht geführt haben. Also welche geistigen Funktionen beeinträchtigt sind und in welchem zeitlichen Verlauf diese Leistungsschwächen entstanden sind. Da es zum Krankheitsbild gehört, dass der Betroffene selbst oftmals die Veränderungen nicht wahrnimmt, nicht genau erinnert oder nicht wahrhaben will, liefert die Befragung des Angehörigen wichtige Informationen für den Arzt. Die Erfragung der Krankengeschichte wird als Anamnese bezeichnet (griechisch: »Erinnerung«). Der Arzt wird im Anamnesegespräch auch nach früheren Erkrankungen sowie nach sozialen, biografischen und familiären Aspekten fragen. Die geschilderten Beschwerden bilden die Grundlage für weitere Untersuchungen und die Diagnose.

Welche Untersuchungen sind nötig?

Die ausführliche Erhebung der Krankengeschichte erhärtet bereits den Demenzverdacht oder schwächt ihn ab. Um jedoch eine Diagnose stellen zu können, sind auf jeden Fall sogenannte neuropsychologische Untersuchungen notwendig.

Definition der Demenz nach der ICD-10

1. Störungen des Gedächtnisses
   - Lernen und Abrufen neuer Informationen sind gestört.
   - In späteren Stadien gehen auch früher erlernte und vertraute Inhalte des Langzeitgedächtnisses verloren.
2. Störungen des Denkvermögens
   - Die Fähigkeit, angemessen zu urteilen, ist beeinträchtigt.
   - Der Ideenfluss ist vermindert.
   - Die Informationsverarbeitung ist beeinträchtigt.
3. Störungen der emotionalen Kontrolle
   - Das Verhalten in Bezug auf andere ist verändert.
   - Die Motivation, Dinge zu tun, ist vermindert.

Die Diagnose »Demenz« ist nur gerechtfertigt, wenn die unter 1. und 2. genannten Symptome so ausgeprägt sind, dass sie eine wesentliche Beeinträchtigung der Aktivitäten des täglichen Lebens (z. B. Lesen, Einkaufen, Selbstständigkeit) mit sich bringen und länger als sechs Monate anhalten.

Was der Arzt wissen muss

Um sich ein umfassendes Bild zu machen, wird der Arzt bei Demenzverdacht auf jeden Fall auch einen Angehörigen des Betroffenen befragen. Wenn Sie sich gedanklich auf das ärztliche Gespräch vorbereiten möchten oder sich eventuell auch schon einige Stichworte dazu machen wollen, nennen wir hier einige der wichtigen Fragen, die der Arzt stellen wird:

- Welche Probleme gibt es?
- Wann haben die Probleme begonnen, traten sie langsam schleichend oder plötzlich auf?
- Haben sie sich verändert?
- Hat sich das Verhalten geändert?

- Gibt es starke Stimmungsschwankungen oder gedrückte Stimmung?
- Wie sieht es mit den alltagspraktischen Fähigkeiten (Kochen/Waschen/Körperhygiene/Hobbys) aus?
- Hat sich die Sprache verändert?
- Gibt es Orientierungsschwierigkeiten?
- Hat der Antrieb oder das Interesse an Unternehmungen, Hobbys etc. nachgelassen?
- Welche Medikamente wurden in den letzten zwei Monaten eingenommen?
- Welche anderen Erkrankungen liegen vor?
- Gab oder gibt es weitere Demenzerkrankungen in der Familie bzw. bei nahen Verwandten?

Diese überprüfen anhand von Fragebögen oder Tests die Gedächtnisleistung und sonstige geistige Leistungen. Um mögliche Erkrankungen zu entdecken, die der Demenz zugrunde liegen können, sind weitere klinische Tests und Blutuntersuchungen erforderlich. Häufig werden auch bildgebende Verfahren eingesetzt, die den »Blick ins Gehirn« ermöglichen. Bei der ärztlichen Untersuchung geht es nicht nur darum, eine Diagnose zu stellen, sondern auch darum, die Ursachen der Symptome herauszufinden.

Ist einmal eine Einschränkung der geistigen Leistungsfähigkeit festgestellt, muss nach deren Ursachen gefahndet werden. Daher muss die ärztliche Untersuchung internistische, radiologische, neurologische und psychische Befunde berücksichtigen, um alle möglichen Gründe abzuklären. Die Fahndung nach Ursachen ist nicht verzichtbar, da manche »sekundären Demenzformen« auch mit heutigen Mitteln heilbar sind – im Gegensatz etwa zur Alzheimer-Erkrankung.

Die folgende Tabelle nennt wichtige Untersuchungsmethoden; welche der genannten Methoden und welche zusätzlichen Verfahren tatsächlich angewendet werden, hängt vom Einzelfall ab. Nur durch diese Untersuchungen ist es möglich, klinisch die Demenz sicher zu diagnostizieren und die eigentliche Krankheit, die zur Demenz führt, zu identifizieren.

Wenn der Hausarzt einen Demenzverdacht hat, wird er oft den Betroffenen zur weiteren Abklärung zu einem Facharzt überweisen. Entweder zu einem niedergelassenen Neurologen oder Psychiater oder in eine Spezialambulanz. Letztere werden Gedächtnisambulanzen, Gedächtnissprechstunden oder Gedächtnisklinik (Memory-Klinik) (Seite 52) genannt.

Untersuchungsmethoden bei Demenzverdacht

Verfahren	Beschreibung und Beispiele
Anamnese – das ärztliche Gespräch	Der Betroffene selbst und ein Angehöriger (z. B. Partner oder erwachsene Tochter oder erwachsener Sohn) werden ausführlich befragt.
klinischer Status inklusive Risikofaktoren	Es wird u. a. nach folgenden Dingen gefragt: • Bluthochdruck (Hypertonie) • Zuckerkrankheit (Diabetes mellitus) • Rauchen • Alkoholkonsum • andere Erkrankungen oder sonstige Einschränkungen
Labordiagnostik	• Blutbild • Cholesterin • Elektrolyte • Blutzucker (Glukose) • Schilddrüsenhormone • Vitamin B_{12} • Leber- und Nierenwerte • Urinstatus
neurologisch-psychiatrische Untersuchung	z. B. zum Ausschluss einer Depression
psychometrische Tests zur Abschätzung der kognitiven Beeinträchtigung	• DemTect (Demenz-Detection-Test) • Montreal Cognitive Assessment (MoCA) • MMST (Mini-Mental-Status-Test) • Uhrentest • CERAD-Testbatterie
bildgebende Verfahren	MRT als Methoden der Wahl zum Nachweis von Atrophien (Gehirnverkleinerung), Infarkten und anderen Hirnveränderungen; alternativ: CT
Analyse des »Nervenwassers« (Liquordiagnostik)	Nachweis spezieller Marker im Nervenwasser (Seite 57): Amyloidfragmente, Tau-Protein, phosphoryliertes Tau

Demenzanzeichen – worauf achtet der Arzt?

Der Arzt wird nicht nur darauf achten, was der Patient berichtet, sondern auch darauf, wie er sich verhält und welchen Eindruck er macht. Nicht um ihn zu bewerten, sondern um zu erkennen, ob typische Beeinträchtigungen eines Demenzkranken vorhanden sind. Dabei richtet er sein Augenmerk u. a. auf folgende Punkte:

- Wie ist es um die Aufmerksamkeit des Patienten bestellt?
- Sind das Sprachverständnis und das Auffassungsvermögen gestört?
- Spricht der Patient klar und flüssig oder undeutlich und stockend?
- Funktionieren Denken und Handeln mit normaler Geschwindigkeit oder verlangsamt?
- Ist der Patient unruhig oder fahrig?
- Wie ist seine Stimmungslage?
- Zeigt er Verhaltensauffälligkeiten?

Der Facharzt verwendet bei der Untersuchung verschiedene Tests und lässt den Patienten kleine Aufgaben ausführen, um verschiedene Fähigkeiten zu überprüfen:

- Gedächtnis
- visuell-räumliches Denken
- Sprache
- Aufmerksamkeit
- Arbeitstempo

Was sind neuropsychologische Tests?

Zu einer neuropsychologischen Untersuchung gehören ein ausführliches Gespräch (Anamnese) und unterschiedliche Testuntersuchungen. Diese prüfen die verschiedenen Leistungsbereiche wie Gedächtnis, Sprache und Aufmerksamkeit. Während der Patient die Testaufgaben ausführt, achtet der Psychologe auf das Verhalten und die Art der Schwierigkeiten. Denn Ursache der beobachteten Veränderungen könnte beispielsweise auch eine Depression sein, die anders behandelt werden muss als eine Demenz. Sinn der neuropsychologischen Untersuchung ist es also, den Demenzverdacht zu bestätigen oder zu verneinen und darüber hinaus Aussagen über die Art der Beeinträchtigungen zu machen. Grundsätzlich ist die neuropsychologische Untersuchung der erste Teil der Diagnosekette. Um verschiedene Leistungsbereiche zu prüfen, werden auch unterschiedliche Tests eingesetzt.

Gedächtnisstörungen sind oft Frühzeichen einer Alzheimer-Demenz

Besonders typisch sind Gedächtnisstörungen als erstes Anzeichen einer Alzheimer-Demenz. »Gedächtnis« bedeutet dabei die Fähigkeit, neue Dinge zu lernen und neu gelerntes Wissen abzurufen. Das Altgedächtnis oder Langzeitgedächtnis, z. B. wo man zur Schule ging oder wo man früher wohnte, ist in den ersten

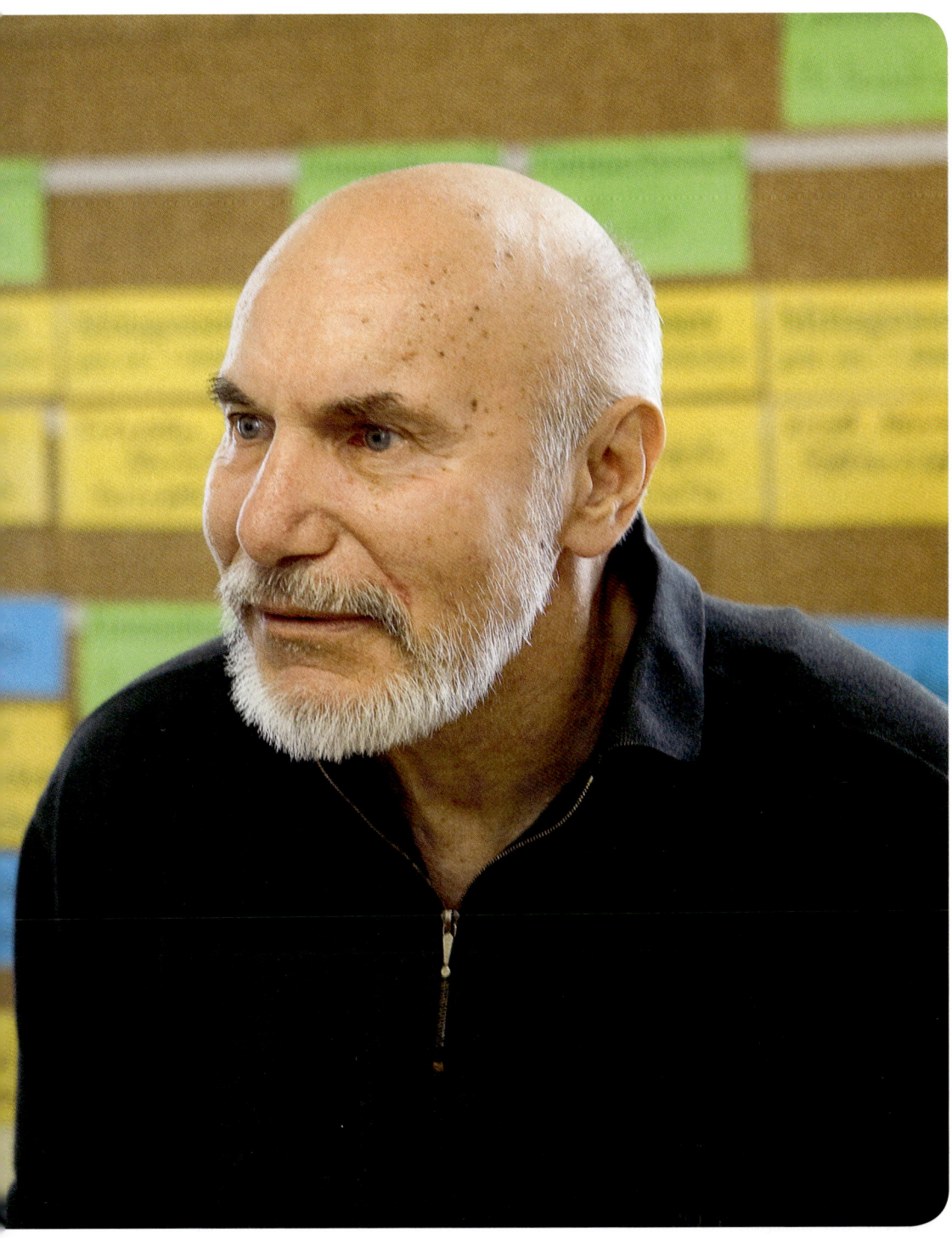

Krankheitsphasen noch gut erhalten. Beeinträchtigt ist stattdessen die Merkfähigkeit für neue Erfahrungen, Mitteilungen und Erlebnisse. Dies prüft man, indem der Patient Wörterlisten, Bilderserien oder kurze Geschichten lernt.

Visuell-räumliche Beeinträchtigung

Die Fähigkeit zu visuell-räumlichem Denken ist im Alltag überaus wichtig. Es ist notwendig bei praktischen Tätigkeiten, dient der Orientierung, dem Schreiben und Lesen, Uhrenlesen, dem Einschätzen von Entfernungen und Geschwindigkeiten. Patienten können Schwierigkeiten beim Anziehen bekommen, da sie die verschiedenen Öffnungen und Seiten der Kleidung nicht mehr korrekt zuordnen können. In der psychometrischen Untersuchung ist die Fähigkeit erschwert, dreidimensionale Gegenstände abzuzeichnen oder Vorlagen mit geometrischen Mustern nachzubauen. Neben Gedächtnisstörungen können auffallende visuell-räumliche Störungen das Frühzeichen einer Alzheimer-Demenz sein.

Wortfindungsstörungen

Wortfindungsstörungen, also die Unfähigkeit, einen Gegenstand korrekt zu benennen oder Sachverhalte zu beschreiben, sind bei einigen Patienten eines der ersten Anzeichen einer frontotemporalen, manchmal aber auch eine Alzheimer-Demenz. Entweder können die gezeigten Gegenstände gar nicht mehr benannt werden oder sie werden umschrieben. »Baum« wird zu »dem grünen Ding mit den vielen Blättern«. In den Tests wird mit sehr einfachen farbigen Zeichnungen im Stil eines Bilderbuchs für Kinder gearbeitet; damit wird auch den unterschiedlichen Bildungsniveaus der Testpersonen Rechnung getragen. Andere Tests erfordern vom Patienten das freie Produzieren bestimmter Wörter vorgegebener Kategorien, wie beispielsweise Möbel oder Pflanzen.

Was sind psychometrische Testverfahren?

Mithilfe psychometrischer Tests lassen sich verschiedene geistige Fähigkeiten prüfen. Übliche Aufgaben sind: Geschichten oder Wörterlisten lernen, Fragen zur Orientierung beantworten, Abzeichnen, Schreiben, Anweisungen befolgen, Gegenstände benennen und Zahlenreihen nachsprechen.

Psychometrische Tests werden in der ärztlichen Praxis eingesetzt, um den Schweregrad einer Demenz festzustellen, Hinweise für die Diagnose zu liefern sowie Veränderungen im Verlauf der demenziellen Erkrankung zu messen.

Sind bestimmte Handlungsabfolgen noch möglich?

Demenzpatienten sind bei fortgeschrittener Erkrankung häufig nicht mehr in der Lage, zwei Dinge gleichzeitig zu tun (z. B. etwas in den Keller zu bringen und auf dem Rückweg eine andere Aufgabe zu erledigen oder während des Autofahrens eine Unterhaltung zu führen. Störungen von Handlungen bzw. koordinierten Handlungsabläufen heißen Apraxie. So gelingt die sinnvolle und – im gesunden Leben – selbstverständliche Abfolge von Handlungsschritten auf ein bestimmtes Ziel hin nicht mehr. Zähneputzen oder Waschen gelingt dann oft nicht mehr. Im Test kann man das Vorliegen einer Apraxie prüfen, z. B. mit dem Finger die Nasenspitze berühren oder in die Hände klatschen und danach die Hände überkreuzt auf die Schultern legen. Ein Demenzpatient kann dies im fortgeschrittenen Krankheitszustand oft nicht mehr.

Die Tests sind standardisiert und werden von den Fachgesellschaften empfohlen. Sie werden meist von speziell dafür ausgebildeten Neuropsychologen durchge-

Welche Ergebnisse sind möglich?

Die Auswertung der neuropsychologischen Untersuchung wird zu einer der drei genannten Folgerungen führen:

- Diagnose einer Demenz und Beschreibung der Beeinträchtigungen
- Diagnose einer leichten kognitiven Störung (wird weiter unten beschrieben)
- Ausschluss einer Demenz oder einer leichten kognitiven Störung

führt. In den spezialisierten Facharztpraxen und Gedächtnisambulanzen kommt meist eine Kombination verschiedener Tests, eine sogenannte »Testbatterie«, zum Einsatz. Somit ist eine möglichst breit gefächerte Diagnostik möglich. Einige der verfügbaren Tests beschreibt die folgende Tabelle auf S. 48/49.

Häufig verwendete Demenztests

Bezeichnung (Abkürzung)	Beschreibung (Dauer)	Bewertung
Mini-Mental-Status-Test (MMST; geringe diagnostische Aussagekraft)	Aufgaben zu zeitlicher und räumlicher Merkfähigkeit, Orientierung, Erinnerung und Aufmerksamkeit, erlaubt erste Einschätzung einer möglichen Demenz (10–15 Minuten)	Punkte-Skala: 0–30 • 28–30 Punkte: keine Einschränkung • 26–27 Punkte: leichte Einschränkung • 20–25 Punkte: leichte Demenz • 10–19 Punkte: mittelschwere Demenz • <10 Punkte: schwere Demenz Der Test ist geeignet zur Stadieneinteilung einer bestehenden Demenz. Davon ist auch die Verschreibung bestimmter Medikamente abhängig. Bei fehlender Sensitivität ist er nicht geeignet, frühe Formen einer kognitiven Einschränkung zu detektieren.
Montreal Cognitive Assessment (MoCA)	Aufgaben zu Aufmerksamkeit, Konzentration, Gedächtnis, visuell-räumlichen Funktionen, konzeptuellem Denken, Sprache und Orientierung (ca. 15–20 Minuten)	Punkte-Skala: 0–30 • 26–30 Punkte: keine Einschränkung • 20–25 Punkte: leichte kognitive Einschränkung • < 20: Demenz Der Test ist geeignet zur frühen Detektion und Stadieneinteilung von kognitiven Störungen und zur neuropsychologischen Differenzialdiagnose der Ursache.
Alzheimer-Demenz-Bewertungs-Skala, kognitiver Test (englisch: Alzheimer's Disease Assessment Scale Cognition; ADAS-cog-Test)	Aufgaben zu Gedächtnis, Sprache und Orientierung (ca. 45 Minuten)	Punkte-Skala: 0–70 Je niedriger der Punktwert, desto geringer die Einschränkung. Mehr als 10 Punkte bedeuten eine kognitive Einschränkung.
DemTect	Aufgaben zu Gedächtnis und Sprache; Wiederholen/Aufzählen von Begriffen, Zahlen als Zahlwörter und Zahlwort als Zahl schreiben (7–10 Minuten)	Maximal 18 Punkte, bei der Bewertung wird das Alter berücksichtigt. • 13–18 Punkte: altersgemäße kognitive Leistung • 9–12 Punkte: leichte kognitive Beeinträchtigung • ≤ 8 Punkte: Demenzverdacht

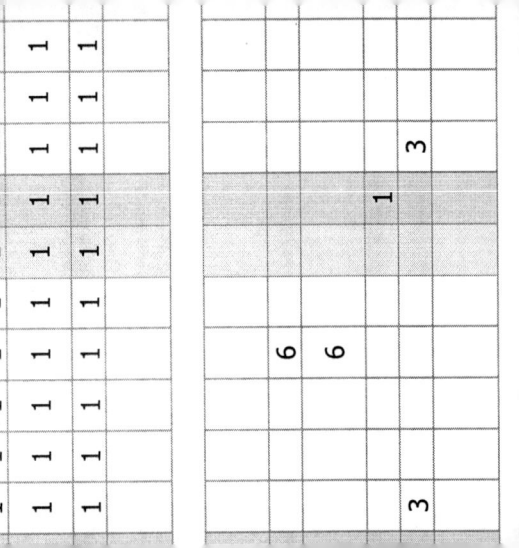

Bezeichnung (Abkürzung)	Beschreibung (Dauer)	Bewertung
CERAD – Testserie des Consortium to Establish a Registry for Alzheimer's Disease	Zur CERAD-Testserie gehören verschiedene Elemente (siehe Exkurs Seite 53) (Dauer ca. 1 Stunde)	Für jeden Test liegen Normen vor, die Alter, Ausbildung und Geschlecht berücksichtigen. Daher können leichte kognitive Störungen auch in Teilbereichen gut diagnostiziert werden.
Uhren(zeichen)-Test	Der Patient erhält ein Blatt mit einem vorgezeichneten Kreis und soll die Ziffern so eintragen, wie sie auf einem gewöhnlichen Zifferblatt stehen. Danach müssen die Zeiger so eingezeichnet werden, dass sie die Zeit »zehn nach elf« anzeigen (Dauer: 5 Minuten).	Punkte-Skala: 1–6 (1 = keine Einschränkungen)
Disability Assessment for Dementia (DAD)	Ein Fragebogen erhebt die Alltagsfähigkeiten wie Körperpflege, Kochen, Essen, Telefonieren oder Einkaufengehen. Befragt wird die betreuende Bezugsperson, nicht der Patient selbst (Dauer: je nach Aufwand).	Punkte-Skala: 41 (bester Wert) – 0 Punkte (schlechtester Wert)
Neuropsychiatrisches Inventar (NPI-Test)	Angehörige und Pflegende werden nach Wahnideen, Halluzinationen, Agitation, Unruhe und Aggression sowie Depressionen oder Störungen des Tag-Nacht-Rhythmus befragt.	Punkte-Skala: 0 (keine Auffälligkeiten) – 44 Punkte (schwerste Störungen)
Dementia Care Mapping (DCM)	Verfahren zur fortlaufenden Dokumentation von individuellen Aktivitäten, Maßnahmen und Kommunikationen parallel zur Einschätzung des Wohlbefindens.	personenbezogen

Wie soll der Arzt die Diagnose »Demenz« eröffnen?

Die Diagnose »Demenz« erschüttert den Patienten, seine Familie und sein persönliches Umfeld. Die Grenzen zukünftiger persönlicher Entwicklung, die zu erwartende langjährige Hilfebedürftigkeit, die von den Angehörigen zu erbringenden bzw. erwarteten Pflegeleistungen, die absehbaren Belastungen für den emotionalen Zusammenhalt der Familie wirken zunächst für den Betroffenen und die ihm nahestehenden Menschen als eine unabwendbare Bedrohung. Mit der Diagnose »Demenz« muss also sehr verantwortungsvoll umgegangen werden. Es verbietet sich, die Diagnose vorschnell einzusetzen. Andererseits sollte nichts hinausgezögert werden.

Der Arzt hat die Aufgabe, die Diagnose zu eröffnen und zu erläutern, anschließend zu beraten und den menschlichen Rückhalt zu geben. Dieser Aufgabe kann der Arzt nur gerecht werden, wenn er dem Patienten und seiner Familie diese Diagnose in einem gesonderten, zeitlich großzügig bemessenen Gespräch mit allen entlastenden und zukunftsrelevanten Erläuterungen eröffnet.

Die Mitteilung einer Demenzdiagnose wird vom Patienten und von seiner Familie oft als menschliche Tragödie erlebt. Die Betroffenen fühlen sich hilflos, beschämt und haben Angst vor der Zukunft und davor, allein gelassen zu werden.

Der Arzt sollte auf ausgeprägte Gefühlsaktionen der Verzweiflung, Irritation und Trauer bei Betroffenen und ihren Familienmitgliedern vorbereitet sein und in diesem Gespräch Patienten und deren Familie möglichst viel Sicherheit, Unterstützung und Zuwendung vermitteln.

Bereits bei der Diagnoseeröffnung sollte der Arzt auch die zahlreichen Unterstützungs- und pflegerischen Betreuungsmöglichkeiten aufzeigen, in der Folge sollte er gegebenenfalls Kontakte vermitteln. Die Diagnosemitteilung löst bei Patienten und ihren Familien eine solche unmittelbare Irritation aus, dass im Eröffnungsgespräch selbst nicht alle für Patienten und ihre Angehörigen relevante Fragen angesprochen werden. Daher sollte sich der Arzt auch längerfristig für Rückfragen, Beratung und Behandlung bereithalten. Auf die mittlerweile zahlreichen vorhandenen Beratungsstellen sollte ausführlich hingewiesen werden. Familien dürfen sich nicht allein gelassen fühlen.

Bedauerlicherweise ist unser effizienzorientiertes Gesundheitssystem für solche Aufgaben schlecht vorbereitet. Entsprechend erfolgt die Übermittlung der Diagnose »Demenz« durch Ärzte oft in unzulänglicher Form. Ratsuchende müssen sich daher häufig auch auf anderem Weg Beratung, Unterstützung und Hilfe (Seite 127) suchen. Im Zweifelsfall sollte die nächstliegende Gedächtnisambulanz kontaktiert werden.

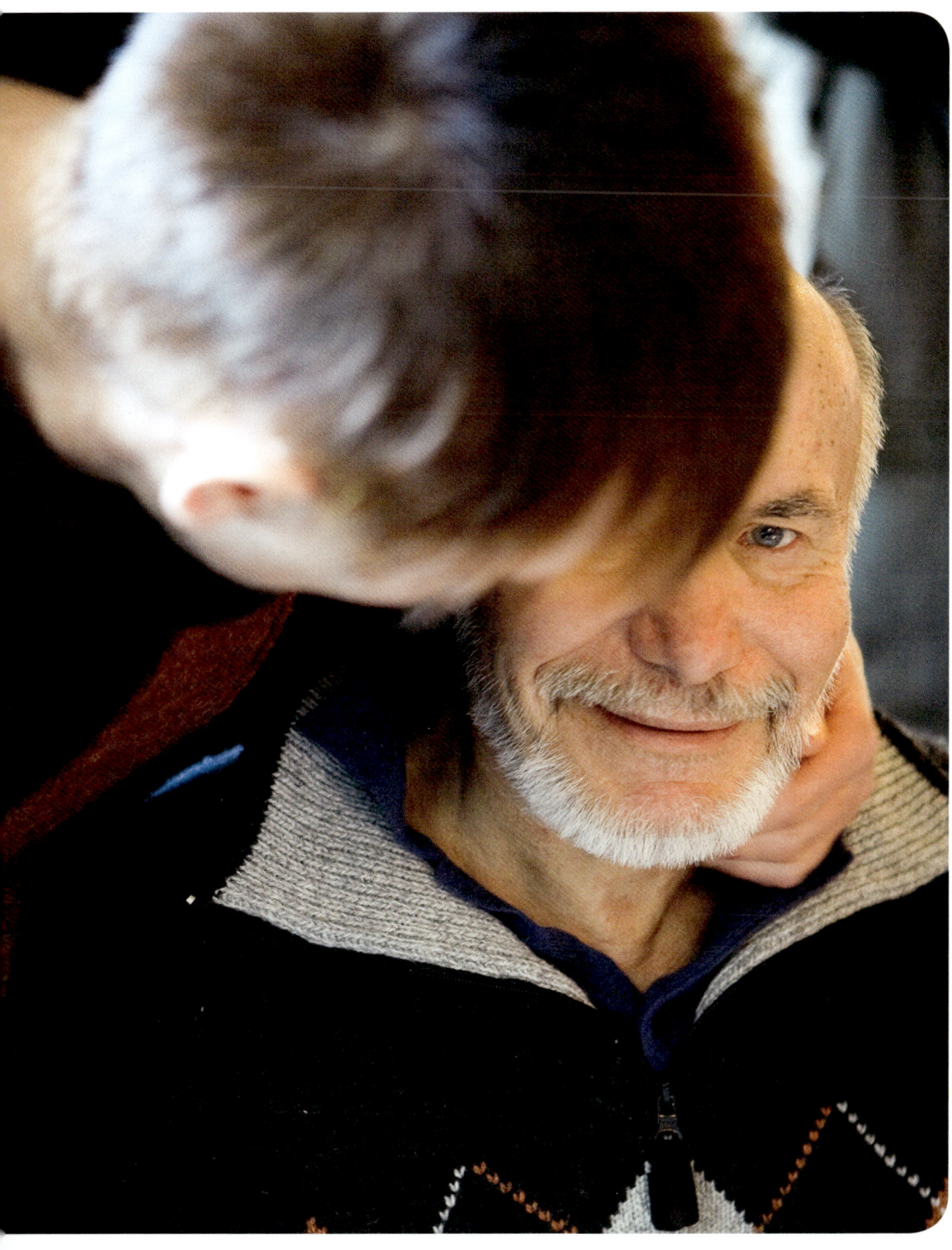

Untersuchung in der Gedächtnisklinik

Eine Gedächtnisklinik, oft auch als Memory-Klinik (memory = engl.: »Gedächtnis«) bezeichnet, ist eine Einrichtung, die sich mit der Diagnose und Behandlung von Demenzerkrankungen beschäftigt.

Häufig ist sie Teil einer Universitätsklinik oder einer Klinik mit dem Schwerpunkt Demenzerkrankungen. Man kann die Gedächtnisklinik bereits als erste Anlaufstelle nutzen. Das heißt, wenn Sie Gedächtnisprobleme und andere Störungen der geistigen Funktion bemerken, z. B.

- Gesprächsinhalte und Termine vergessen,
- Personen oder Dinge nicht mehr erkennen oder benennen können,
- die Orientierung verlieren,

können Sie unmittelbar einen Termin in der Gedächtnissprechstunde vereinbaren. Allerdings brauchen Sie dafür eine Überweisung.

Der alternative Weg ist, dass Sie erst Ihren Hausarzt aufsuchen, der Sie dann entweder zunächst selbst untersucht, gleich an einen Facharzt oder eben in eine Gedächtnisambulanz überweist.

Wie verläuft die Untersuchung?

Einige Gedächtnisambulanzen führen nur die Diagnostik durch, und die empfohlene Behandlung übernimmt dann wieder der niedergelassene Arzt, andere bieten eine komplette Betreuung an. Zum Teil ist es auch möglich, an klinischen Studien teilzunehmen. An vielen Gedächtniskliniken finden sich zusätzlich Beratungs- und Betreuungsangebote sowohl für die Betroffenen als auch für die Angehörigen. Einige bieten spezielle Therapieprogramme an.

Ein Vorteil der Gedächtnisambulanzen ist, dass Sie hier Spezialisten finden. Idealerweise arbeiten Neurologen, Psychiater, Psychologen und Sozialarbeiter Hand in Hand, und Sie werden umfassend informiert.

Der erste Untersuchungstermin dauert meist ein bis zwei Stunden, wenn er ambulant durchgeführt wird; einige Einrichtungen nehmen den Betroffenen für die Diagnostik stationär auf. Meist wird darum gebeten, in Begleitung eines Angehörigen zu erscheinen.

Die Krankengeschichte (Eigen- und Fremdanamnese) wird aufgenommen, und es erfolgt eine körperliche Untersuchung. Anschließend werden neuropsychologische Tests mit dem Betroffenen durchgeführt.

Beispiel für eine neuropsychologische Testserie

In den Gedächtnisambulanzen kommt meist die Testserie des Consortium to Establish a Registry for Alzheimer's Disease (CERAD) zum Einsatz. Sie dauert ca. eine Stunde und besteht aus folgenden Elementen:

- Sofortabruf einer Liste von zehn Wörtern in drei Durchgängen, Spätabruf der Wörterliste ohne nochmalige Präsentation, späteres Wiedererkennen der zehn Wörter in einer Auswahl von 20 Wörtern (testet verbales Gedächtnis)
- Abzeichnen von Kreis, Raute, zwei Vierecken und einem dreidimensionalen Würfel (testet das visuell-räumliche Denken)

- Benennung von 15 Objekten
- Spätabruf der zuvor gezeichneten Figuren (testet das Gedächtnis für Figuren)
- Aufzählen von Tierarten in einer Minute (testet die Wortflüssigkeit)
- Mini-Mental-Status-Test

Die CERAD-Testserie wird oft noch ergänzt durch das Nacherzählen einer Kurzgeschichte, das Lernen anderer Wörterlisten oder die Identifizierung von vorher festgelegten Bildern aus einer vielfach größeren Bildersammlung. Hinzu kommen weitere Tests, welche die Geschwindigkeit der Informationsverarbeitung prüfen.

Wie geht es weiter?

Die Befunde werden ausgewertet und von Experten diskutiert. Wurde eine kognitive Beeinträchtigung festgestellt, folgen weitere Untersuchungen, die individuell sehr verschieden sein können. Ob diese bereits beim ersten Termin oder bei einem Folgetermin durchgeführt werden, ist unterschiedlich, zum Teil ist ein kurzzeitiger stationärer Krankenhausaufenthalt nötig. Zu den Untersuchungsverfahren in der Alzheimer-Frühdiagnostik zählen beispielsweise die Magnetresonanztomografie (MRT) (Seite 55) und die Nervenwasseruntersuchung (Seite 57).

Weitere Diagnoseverfahren

Die Zusatzdiagnostik dient dazu, die Ursache der Demenz zu sichern und andere Gehirnerkrankungen auszuschließen.

Nur so gelingt es, die Demenz einer spezifischen Erkrankung zuzuordnen und sie richtig zu therapieren. Während früher die exakte Diagnose der Erkrankung (z. B. Alzheimer-Krankheit) nur durch Autopsie und neuropathologische Untersuchung nach dem Tod zweifelsfrei nachzuweisen war, gelingt es heute mithilfe von Zusatzuntersuchungen, die korrekte Diagnose bereits zu Lebzeiten mit ausreichender Sicherheit zu frühen Stadien der Krankheit zu stellen. Dies ist für die korrekte Therapie unerlässlich.

Durch bildgebende Verfahren sollen einerseits Gehirnerkrankungen erkannt werden, die eine Demenz auslösen können, und andererseits z. B. auch Hinweise auf die Alzheimer-Krankheit oder Durchblutungsstörungen gewonnen werden.

Bei den bildgebenden Verfahren wird mithilfe von Röntgenstrahlen, Magnetfeldern oder Kontrastmitteln die Gehirnstrukturen abgebildet und damit sichtbar gemacht werden. Der Arzt kann auf den Bildern die Art und Größe der Veränderungen im Gehirn erkennen.

Wozu wird eine Computertomografie gemacht?

Bei der Computertomografie (CT) wird das Gehirn mithilfe von Röntgenstrahlen virtuell in dünne Querscheiben oder Schnittbilder zerlegt. Die Röntgenröhre, aus der die Strahlung kommt, dreht sich dabei schnell um die Längsachse des Kopfes, und Detektoren fangen die Strahlung auf und messen, wie stark diese durch die unterschiedlichen Gehirnstrukturen abgeschwächt wird.

In der Demenzdiagnostik dient die CT vor allem dazu, Ursachen wie einen Hirntumor, einen Schlaganfall, einen Normaldhydrozephalus (»Wasserkopf« durch Aufstau des Nervenwassers in den Hirnkammern) oder andere Formen von spezifisch behandelbaren bzw. rückbildungsfähigen Demenzformen zu erkennen. Außerdem verliert das Gehirn bei einer neurodegenerativen Demenz (wie der Alzheimer-Krankheit) im Laufe der Erkrankung an Masse, wobei die flüssigkeitsgefüllten Räume mit der Zeit größer werden. Bei der Abgrenzung verschiedener Demenzformen ist die CT allerdings wenig hilfreich und der Magnetresonanztomografie (MRT) deutlich unterlegen.

Heute wird die Computertomografie zunehmend durch die Magnetresonanztomografie ersetzt.

Wie funktioniert die Magnetresonanztomografie?

Bei einer Magnetresonanztomografie (MRT, Syn.: Kernspintomografie) werden die Gehirnstrukturen mit einem Magnetfeld gemessen. Die Darstellung ist ähnlich wie bei einer CT, allerdings bietet die MRT eine bessere Auflösung und hat den Vorteil, dass man bei der Untersuchung keiner Röntgenstrahlung, sondern

nur Magnetfeldern, die nicht schädlich sind, ausgesetzt wird. Genau wie die CT dient auch die MRT vor allem zu Beginn der Erkrankung dazu, eine sekundäre Demenz auszuschließen. Außerdem kann die MRT Durchblutungsstörungen im Gehirn nachweisen, die auf eine vaskuläre Demenz hinweisen würden.

Darüber hinaus lässt sich mit speziellen MRT-Techniken schon in frühen Krankheitsstadien der Alzheimer-Demenz die Abnahme von Strukturen im Gehirn messen, die für das Gedächtnis relevant sind. Beispielsweise ist der Hippocampus häufig verkleinert.

Neben den eben vorgestellten Verfahren zur strukturellen Bildgebung gibt es noch Methoden zur funktionellen Bildgebung. Mit diesen Untersuchungen kann beispielsweise die Durchblutung oder der Energiestoffwechsel bestimmter Gehirnregionen dargestellt werden.

Was ist funktionelle bildgebende Diagnostik?

Die entwickelten Verfahren zur funktionellen Bildgebung ermöglichen nicht nur einen Blick ins Gehirn, sondern man kann den Nervenzellen fast bei der Arbeit zuschauen. Man sieht dabei nicht die einzelnen Gehirnzellen, aber man kann aus der verbrauchten Menge an Zucker oder Sauerstoff erkennen, welche Gehirnareale aktiv sind, also gesund arbeiten, und welche nicht.

Positronen-Emissions-Tomografie

Die Positronen-Emissions-Tomografie (PET) z. B. ist eine Methode, funktionelle Veränderungen im Gehirn zu erfassen.

Glukose-PET Dem Patienten wird eine schwach radioaktive Substanz, meist eine Zuckerlösung als Kontrastmittel, gespritzt. Das Zuckermolekül ist so verändert, dass es leicht radioaktiv strahlt, und diese Strahlung kann mit entsprechenden Detektoren gemessen werden. Die Strahlenbelastung ist dabei so gering, dass die Untersuchung nicht gesundheitsschädlich ist.

Gesunde Gehirnareale, die gut arbeiten, brauchen einen beständigen Zuckernachschub und nehmen daher das Kontrastmittel (die markierten Zuckermoleküle) auf. Gehirnbereiche, die durch die Erkrankung bereits geschädigt sind, haben dagegen nur noch einen verminderten Stoffwechsel, was sich in der PET zeigt.

Die Verteilung der Stoffwechselaktivität im Gehirn von Patienten mit kognitiver Einschränkung gibt Hinweise auf die zugrunde liegende Krankheit (z. B. Alzheimer-Krankheit, frontotemporale Demenz). Eine verminderte Stoffwechselaktivität geht strukturellen Veränderungen, z. B. einer Volumenabnahme in bestimmten Gehirnregionen, voraus. Daher zeigt das Glukose-PET eine höhere Sensitivität für den Nachweis erster Veränderungen als die Magnetresonanztomografie.

In ähnlicher Weise lassen sich mit entsprechenden Tracern der Sauerstoffverbrauch und die Cholinesterase-Aktivität darstellen.

Amyloid-PET Eine neue wichtige, aber noch nicht sehr weit verbreitete PET-Methode ist das Amyloid-PET. Mit schwach radioaktiv markierten Substanzen gelingt die Darstellung der Amyloid-Plaques im Gehirn von Patienten mit Alzheimer-Demenz (zu den biologischen Zusammenhängen siehe das folgende Kapitel Seite 66). Dabei zeigt sich, dass erste Amyloid-Plaques offenbar bereits 10 bis 15 Jahre vor Manifestierung der ersten klinischen Symptome nachweisbar sind. Zu diesem Zeitpunkt besteht neuropathologisch bereits eine Alzheimer Krankheit, ohne dass eine Alzheimer-Demenz diagnostiziert werden kann. Der Einsatz von Amyloid-PET kann im Rahmen der Frühdiagnostik und bei unklaren Fällen empfohlen werden. Leider übernehmen die Krankenkassen normalerweise die Kosten für die Untersuchung nicht.

Funktionelle Magnetresonanztomografie

Bei der funktionellen Magnetresonanztomografie (fMRT) wird die Stärke des Blutflusses im Gehirn dargestellt. Dabei entspricht der Blutfluss der Aktivität der Gehirnzellen und spiegelt damit ihre Gesundheit wider. Bei diesem Verfahren werden die Sauerstoffmoleküle, die an das Hämoglobin – den roten Farbstoff –

im Blut gebunden sind, durch Magnetismus sichtbar gemacht. Der Patient muss bei der Untersuchung relativ lange (20 Minuten bis zu einer Stunde) ruhig auf dem Rücken liegen und darf den Kopf nicht bewegen.

Diese funktionellen Verfahren werden nur in speziellen Kliniken durchgeführt und kommen zurzeit – da sie relativ aufwendig und teuer sind – nur zu Forschungszwecken zum Einsatz. Breiter angewendet wird dagegen folgendes nuklearmedizinische Verfahren, das kostengünstiger, aber auch etwas ungenauer ist.

Single-Photon-Emissions-Tomografie

Bei der Single-Photon-Emissions-Tomografie (SPECT) werden Aufnahme und Verteilung eines radioaktiv markierten Proteins (Hexamethylpropylenaminoxim; HMPAO) im Gehirn gemessen. Die Verteilung des Proteins stellt eine Momentaufnahme der Durchblutung und indirekt auch des Stoffwechsels des Gehirns dar. In den sehr frühen Krankheitsstadien sind die SPECT-Befunde oft noch normal, sodass die Methode keine verlässliche Unterstützung bei der Früherkennung bietet. Daneben gibt es auch die Gefahr falscher positiver Befunde; man sieht also Veränderungen, obwohl tatsächlich keine Alzheimer-Demenz besteht. Die Verfügbarkeit der Methode ist jedoch im Gegensatz zu den anderen Verfahren gut. Sowohl Kliniken als auch viele niederge-

lassene Röntgenärzte und Nuklearmediziner bieten sie an.

Wann untersucht man das Nervenwasser?

Zunehmend wichtige Instrumente bei der Diagnostik von Gehirnkrankheiten stellen die sogenannten Biomarker dar: Darunter versteht man objektiv messbare biologische Merkmale, die auf einen Krankheitsprozess hinweisen. Das Gehirn und das Rückenmark sind von einer klaren Flüssigkeit umgeben, die als Liquor oder Nervenwasser bezeichnet wird. Das Gehirn und das Blut sind durch Blut-Hirn-Schranke getrennt. Veränderungen, die im Gehirn stattfinden, lassen sich daher nicht immer im Blut, aber oft im Nervenwasser nachweisen. Eine Liquordiagnostik kann einerseits entzündliche Ursachen von Gedächtnisstörungen erkennen und andererseits die Diagnose einer Alzheimer-Krankheit erhärten und spezifizieren. Um Nervenwasser zu entnehmen, führt der Arzt eine Lumbalpunktion durch. Die mittlerweile entdeckten Krankheitsprozesse bei der Alzheimer-Krankheit hinterlassen »Spuren« im Nervenwasser (Liquor): Die Abbauprodukte des Amyloidvorläuferproteins (APP, Seite 58) und das freigesetzte Tau-Protein (Seite 59) breiten sich vom Gehirn in das umgebende Nervenwasser aus; die krankheitsbedingt vermehrt auftretenden, schädlichen und sich verklumpenden Abbauprodukte im

Gehirn kommen folglich im Nervenwasser in gelöster Form und – bei Patienten mit der Alzheimer-Krankheit – in veränderter Menge vor. Sie können dort durch sehr sensitive immunologische Tests (ELISA-Methoden) in einer durch Punktion entnommenen Probe von Nervenwasser nachgewiesen werden.

Nachweis von schädlichen Amyloidfragmenten

Die Entstehung der Amyloid-Plaques im Gehirn, die die Alzheimer-Krankheit kennzeichnen, wird heute sehr gut verstanden. Zu den wesentlichen Bestandteilen dieser Plaques gehören v. a. die besonders stark zur Verklumpung neigenden Aβ-42-Peptide, die durch den Abbau des Amyloidvorläuferproteins (APP) entstehen. Diese Peptide finden sich auch im Nervenwasser, und zwar bei der Alzheimer-Krankheit in veränderter Menge.

Amyloid Das Aβ42-Peptide und das Aβ40-Peptid können in spezialisierten Behandlungseinrichtungen (z. B. Gedächtnisambulanzen, Seite 52) bestimmt werden. Die gemessene Menge dieser Eiweißstoffe im Nervenwasser (Seite 57) gibt vor allem zu Erkrankungsbeginn wichtige diagnostische Hinweise.

Wie funktioniert eine Lumbalpunktion?

Die Hohlräume im Gehirn (Hirnkammern) und der Wirbelkanal sind mit Nervenwasser gefüllt und stehen in Verbindung. Um das Nervenwasser zu untersuchen, wird eine Lumbalpunktion vorgenommen. Das heißt, mit einer Punktionsnadel wird aus dem unteren Teil des Wirbelkanals etwas Flüssigkeit entnommen. Die Entnahme erfolgt unterhalb des ersten Lendenwirbelkörpers, wo sich kein Rückenmark mehr befindet. Die Sorge, dass bei der Untersuchung das Rückenmark verletzt werden könnte, ist also unbegründet. Die Prozedur selbst ist nicht viel schmerzhafter oder langwieriger als eine gewöhnliche Blutentnahme.

Lediglich das Gefühl, dass etwas im Bereich der Wirbelsäule gemacht wird, und der Druck, mit dem die Haut und die harte Haut des Rückenmarksacks durchstochen werden muss, können unangenehm sein. Wenige, meist junge Patienten (unter 10 Prozent) entwickeln nach der Punktion Kopfschmerzen, die typischerweise im Liegen besser sind als im Stehen. Diese Kopfschmerzen klingen nach wenigen Tagen wieder ab und sind nicht gefährlich. Man kann sie auch behandeln. Äußerst selten sind Infektionen oder Blutungen. Der Arzt klärt vor der Punktion über alle möglichen Nebenwirkungen auf.

Nachweis von Tau-Protein

Bei einer neurodegenerativen Erkrankung gehen Nervenzellen zugrunde. Eiweißstoffe aus dem Halte- und Stützapparat von Nervenzellen werden dann freigesetzt, z. B. das Tau-Protein; es kommt auch zu einer vermehrten Inaktivierung durch Phosphorylierung (Phospho-Tau). Diese im Gehirn freigesetzten Eiweißstoffe gehen auch in das Nervenwasser über, wo sie dann nachgewiesen werden können. Die Freisetzung von Tau im Nervenwasser ist nicht für die Alzheimer-Krankheit spezifisch, sondern kommt ebenso bei anderen neurodegenerativen Demenzen und Krankheiten vor. Entsprechend finden sich gleichsinnige Veränderungen im Nervenwasser bei der frontotemporalen Demenz und bei der Creutzfeldt-Jakob-Krankheit. Allerdings gilt die Erhöhung von Phospho-Tau als sensitiv und spezifisch für die Alzheimer-Krankheit.

Die diagnostische Aussagekraft der Biomarker im Nervenwasser

In zahlreichen großen Studien konnte das Vorliegen einer Alzheimer-Krankheit aufgrund dieser Parameter mit sehr hoher Genauigkeit festgestellt werden. Dabei ist festzustellen:

- Der Spiegel des Aβ-42-Peptids ist erniedrigt; Grund für diesen zunächst nicht verständlich erscheinenden Befund: Aβ-42 wird bei der Alzheimer-Krankheit zwar vermehrt im Gehirn gebildet; es klumpt sich aber auch verstärkt in den Amyloid-Plaques zusammen, sodass ein erhöhter Anteil von Aβ-42 in den Verklumpungen (Plaques) gebunden ist – folglich steht weniger freies Aβ-42 für den Austausch mit dem Nervenwasser zur Verfügung.
- Die Spiegel für des Tau-Proteins und insbesondere des phosphorylierten Tau sind im Gehirn und im Nervenwasser erhöht.

Eine kombinierte Messung dieser Parameter (v. a. Aβ-42 und Phospho-Tau) macht eine Abgrenzung von Demenzkranken mit einer Alzheimer-Krankheit gegenüber gesunden Personen (also z. B. gegenüber Personen mit Altersvergesslichkeit) mit sehr hoher Genauigkeit möglich, was an diagnostischen Kennwerten abgelesen werden kann: Sensitivität 92 Prozent, Spezifität 89 Prozent (bezogen auf eine zusammenfassende Auswertung über 17 Studien zu Aβ-4 und über 34 Studien zu Phospho-Tau). Ebenso kann eine Abgrenzung gegenüber anderen Demenzformen mit relativ hoher, aber immer noch mit nur eingeschränkter Genauigkeit vorgenommen werden.

Besonders bemerkenswert ist, dass diese Spiegelveränderungen im Nervenwasser oft auch schon im sehr frühen Stadium in krankheitstypischer Weise zu beobachten sind. Die Untersuchung des Gehirnwassers lässt damit bereits zu einem Zeitpunkt Aufschlüsse auf das Krankheitsgeschehen im Gehirn zu, zu dem das Vollbild der Demenz noch nicht ausgebildet ist.

Auch eine Depression kann zu Vergesslichkeit führen

Es kommt gar nicht so selten vor, dass Menschen, die vermuten, demenzkrank zu werden, tatsächlich »nur« unter einer Depression leiden.

Das »Nur« bezieht sich darauf, dass die Depression im Gegensatz zur Demenz meist wieder abklingt, wenn sie richtig behandelt wird. Auch bei dieser Erkrankung ist das Gedächtnis häufig beeinträchtigt. Zum Teil stehen die Gedächtnisstörungen sogar an erster Stelle und nicht die Traurigkeit oder gedrückte Stimmung. Zu meinen, es könne keine Depression sein, weil man sich gar nicht tief traurig fühle, ist also falsch.

Typische Symptome einer Depression

Depressive Menschen können unter sehr unterschiedlichen Symptomen leiden, und zum Teil sind nur wenige oder gar keine der typischen Symptome vorhanden. Folgende Veränderungen auftreten:

- Man bemerkt Gedächtnisstörungen und Konzentrationsschwierigkeiten.
- Das Denken funktioniert langsamer als sonst und fühlt sich mühsamer an.
- Man wird von Schuldgefühlen geplagt, bezieht Kritik auf sich selbst, macht sich häufig Sorgen und nimmt grundsätzlich die schlimmste mögliche Wendung an.
- Entscheidungen überfordern einen, man überlegt hin und her, aber der Impuls, sich jetzt für dieses oder jenes zu entscheiden, kommt nicht.
- Dinge, die einem früher Spaß gemacht haben, interessieren einen kaum noch. Es stellt sich ein »Es-ist-doch-alles-egal-Gefühl« ein.
- Gefühllosigkeit kann aufkommen. Man empfindet gar nichts mehr. Auch Freude und Fröhlichkeit fehlen.
- Schlafstörungen können ebenfalls Ausdruck einer Depression sein, vor allem frühmorgendliches Erwachen ist typisch.
- Zu vielen Aktivitäten, die einem früher leicht von der Hand gingen, fehlen »Schwung« und Antrieb. Aufstehen, sich ankleiden, den neuen Tag zu beginnen, erfordert große Anstrengung.

Wie kann man Demenz und Depression unterscheiden?

Ein wichtiges Unterscheidungsmerkmal ist der Umgang der Betroffenen mit der Vergesslichkeit. Demenzkranke versuchen meist die Gedächtnisstörungen herunterzuspielen oder zu kaschieren, Depressive dagegen sprechen häufig und mit großer Sorge darüber. Ein weiterer Unterschied ist, dass bei einer Depression Krankheitszeichen wie rasche Ermüdung, Erschöpfungszustände, Reizbarkeit oder Versagensängste meist vor den kognitiven Störungen auftreten, während es bei der Demenz umgekehrt ist. Weitere Unterscheidungsmerkmale zeigt die Tabelle auf der folgenden Doppelseite.

Viele ältere Demenzkranke sind auch depressiv

Allerdings ist es leider nicht so, dass man entweder an einer Demenz oder an einer Depression erkrankt, sondern es ist durchaus möglich, dass man an beiden Krankheiten gleichzeitig leidet.

Gerade zu Beginn einer Demenz, wenn der Betroffene also noch bewusst seine zunehmenden kognitiven Defizite realisiert, kann dies verständlicherweise zu depressiven Verstimmungen führen. Genauso ist es möglich, dass man an einer Depression erkrankt ist und später eine Demenz hinzukommt. Beide Erkrankungen kommen gehäuft im Alter vor, ihr Zusammentreffen ist also relativ wahrscheinlich. Schätzungsweise 15–20 Prozent aller Alzheimer-Patienten leiden zusätzlich an einer Depression. Dabei können sich die Krankheitszeichen überlagern und teilweise gegenseitig verstärken. Sowohl die Depression als auch die Demenz sollten auf jeden Fall ausreichend behandelt werden. Welche Arzneimittel dazu zur Verfügung stehen, erfahren Sie im Kapitel »Medikamente« (Seite 84). Liegt nur eine Depression vor, können sich beim Therapieerfolg auch die Beeinträchtigungen zurückbilden. Sind beide Erkrankungen vorhanden und werden beide behandelt, ist zumindest mit einer Milderung einiger Symptome zu rechnen.

Unterschiede zwischen der Alzheimer-Demenz und Gedächtnisstörungen bei einer Depression

Merkmal	Alzheimer-Demenz	Depression
Alter	meist ab dem siebten Jahrzehnt	jedes Erwachsenenalter
Beginn	unmerklich über Monate bis Jahre	meist rasch in Stunden bis Tagen
ähnliche Episoden in der Vorgeschichte	nein	ja, häufiger
Arztbesuch	oft nur auf Drängen der Angehörigen	oft aus eigenem Antrieb und eigener Sorge
äußerliche Erscheinung und Verhalten	manchmal vernachlässigt, unordentlich, labil, apathisch, unter Umständen auch »witzelnd«	besorgt, gehemmt (manchmal auch unruhig), klagsam, traurig
Klagen über Gedächtnisstörungen	selten, schildert die Beschwerden eher ungenau	häufig, schildert detailliert, wann welche Störungen auftreten
Tagesschwankungen	oft abends oder bei Müdigkeit schlechter	meist morgens schlechter (Morgentief)
Stimmung	wechselnd, leicht umzustimmen (Einbußen werden nicht wahrgenommen)	gleichbleibend depressiv (Einbußen werden verstärkt erlebt)
Angst	oft gering	Versagensangst
Aufmerksamkeit	gestört	eher bei schweren Formen gestört
Schuldgefühle	nein, beschuldigt häufiger andere	ja, häufige Minderwertigkeits- und Schuldgefühle
Verhalten	manchmal unbesorgt, fordernd, aber auch Rückzug	meist sehr besorgt, unsicher und zurückhaltend
Körperpflege	wird manchmal vernachlässigt	bei schwerer Depression vernachlässigt
Auffassung	meist beeinträchtigt	meist nicht gestört

Merkmal	Alzheimer-Demenz	Depression
Gedächtnisstörungen und andere kognitive Störungen	von den Gedächtnisstörungen ist zunächst das aktuelle Geschehen betroffen, später kommen weitere Beeinträchtigungen hinzu	Gedächtnisbeeinträchtigung, sonst abgesehen von einer Verlangsamung keine weiteren Störungen
Schlaf	Schlaf-wach-Rhythmus oft gestört	häufig frühmorgendliches Erwachen
nächtliche Unruhe und Verwirrtheit	ab mittlerem Stadium häufig oft	selten
Verlauf	langsam schlechter werdend, stetiger Verlauf	meist rasch schlechter werdend, wechselnder Verlauf
antidepressive Therapie	ohne Einfluss auf Gedächtnis und Denken	bessert Gedächtnis und Denken
Dauer	chronisch, bleibend	akut, vorübergehend

Die Tabelle stammt aus Krämer G, Förstl H. Alzheimer und andere Demenzformen und wurde leicht abgewandelt.

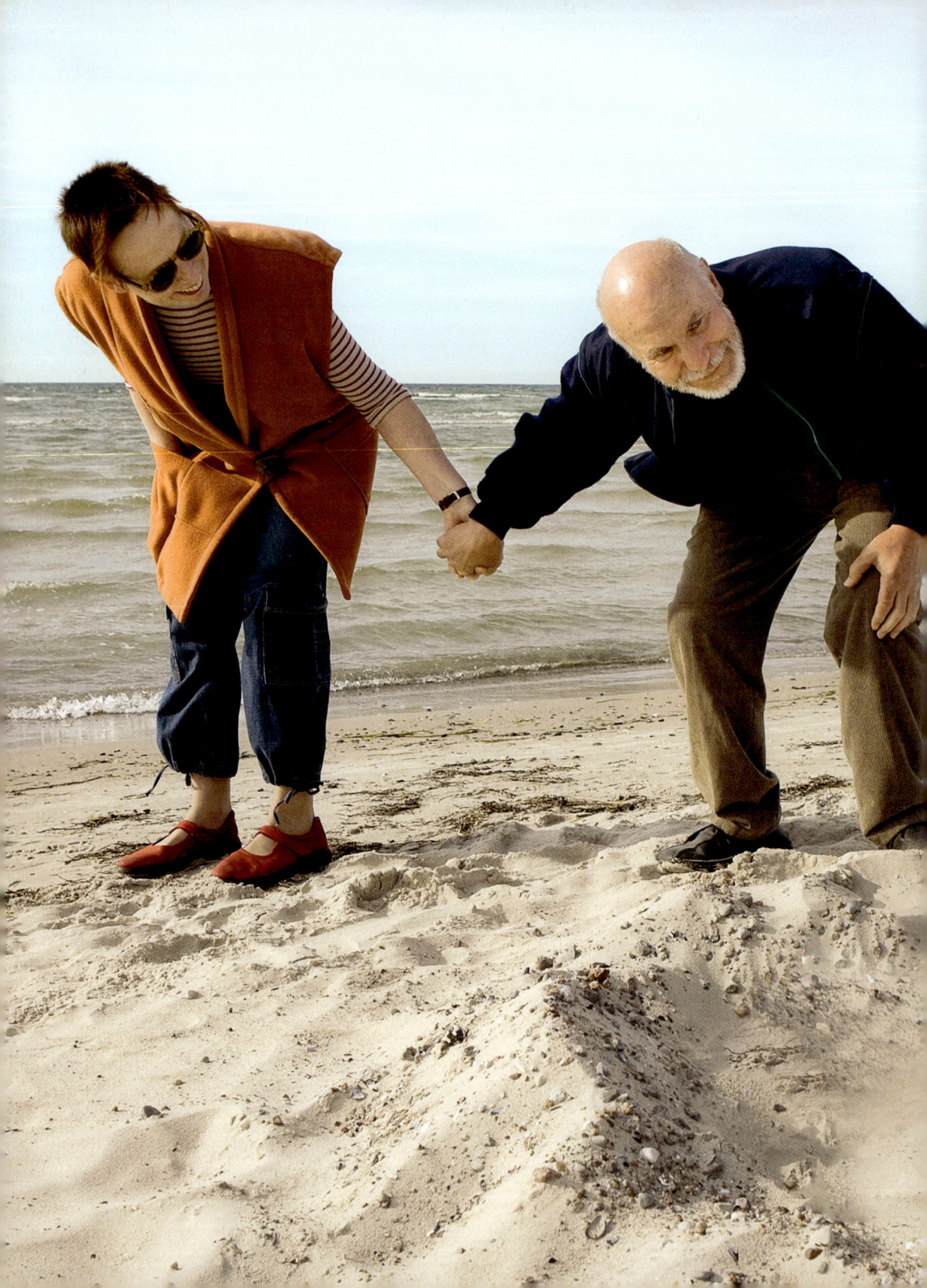

Ursachen: Entstehung und Vorbeugung

Warum sterben bei der Alzheimer-Demenz so viele Gehirn-zellen ab? Welche Prozesse stecken dahinter? Wird die Erkrankung vererbt? Und was kann man tun, um vorzubeugen?

Wie entsteht eine Alzheimer-Demenz?

Ein gewisser Abbau von Gehirnzellen und -gewebe ist ein normaler Alterungsprozess. Im Gegensatz zu den meisten anderen Körperzellen teilen sich Nervenzellen nach der Geburt nicht mehr.

Nervenzellen erreichen ein Alter von 80–100 Jahren. Bei der Alzheimer-Demenz sterben sie jedoch wesentlich schneller ab, und es sind auch viel mehr Zellen betroffen, als gesund oder normal wäre. Das Gehirn schrumpft regelrecht zusammen. Aber warum ist das so? Um das zu verstehen, muss man einen etwas genaueren Blick auf das Gehirn werfen. Unter dem Mikroskop werden die krank machenden Veränderungen deutlich sichtbar. Diese umfassen schädliche Eiweißablagerungen außerhalb und innerhalb von Nervenzellen sowie Entzündungsreaktionen im Gehirn.

Es bilden sich Eiweißablagerungen

Im Gehirn von Alzheimer-Kranken bilden sich schädliche Ablagerungen von Eiweißen (Proteinen) bzw. Eiweißbruchstücken. Sie bestehen aus Abbauprodukten eines normalen Proteins, die sehr schlecht löslich sind und im Gehirn nicht abgebaut werden können. Diese Klumpen unlöslicher Proteine werden auch als Amyloid-Plaques bezeichnet (siehe Kasten). Die Plaques entstehen außerhalb der Nervenzellen und führen über nur teilweise verstandene Mechanismen zum Untergang der Nervenzellen.

Wie entstehen die Amyloid-Plaques?

Ein wesentliches Merkmal der Alzheimer-Krankheit ist die Ablagerung von Proteinfragmenten (Aβ-Peptide genannt) in Form unlöslicher Aggregate (Amyloid-Plaques) im Hirngewebe. Nach der von vielen Wissenschaftlern vertretenen Amyloid-Hypothese sind eine verstärkte Bildung oder ein verminderter Abbau von Aβ-Peptiden im Gehirn ursächlich für das Absterben von Nervenzellen und die klinische Symptomatik der Alzheimer-Demenz. Aβ-Peptide entstehen aus einem viel größeren Protein, dem Amyloidvorläuferprotein (APP). Das im gesamten Körper vorkommende APP wird durch biochemische »Scheren« (Sekretasen) in kleinere Bruchstücke zerlegt. Die krankheitsfördernden Aβ-Peptide werden durch zwei solcher »Scheren«, die β- und die γ-Sekretase, aus dem APP-Protein herausgeschnitten. Hierbei werden Aβ-Peptide unterschiedlicher Länge gebildet, die entweder aus 40 oder 42 Aminosäurebausteinen bestehen. Das Aβ-42-Peptid hat eine besonders starke Neigung, unlösliche Amyloid-Plaques zu bilden. Zahlreiche Studien belegen, dass eine Anhäufung dieses längeren Aβ-42-Peptides im Gehirn ein sehr früher und ursächlicher Schritt in der Entwicklung der Alzheimer-Krankheit ist. Die biochemischen »Scheren« β- und γ-Sekretase sind folglich wichtige Ansatzpunkte für die Entwicklung neuer Medikamente. Um die Bildung der schädlichen Aβ-Peptide und der Amyloid-Plaques zu verhindern, sind Hemmstoffe für die β- und γ-Sekretase entwickelt worden. Diese biochemischen »Scheren« haben im Organismus jedoch eine Reihe von wichtigen Funktionen. So wurde für die β-Sekretase eine Rolle bei der Entwicklung des peripheren Nervensystems nachgewiesen, denn sie hilft beim Aufbau der Myelinscheiden, dem Isoliermaterial der Nervenfasern. Derzeit werden β-Sekretase-Hemmstoffe in klinischen Studien an Alzheimer-Patienten getestet. Eine Wirksamkeit bei Alzheimer-Patienten konnte jedoch bisher nicht bestätigt werden. Die γ-Sekretase ist ein Komplex aus vier Proteinen. Sie schneidet nicht nur APP, sondern viele weitere Proteine, die z. B. für die Immunabwehr unverzichtbar sind. Hemmstoffe der γ-Sekretase haben in klinischen Versuchen schwerwiegende Nebenwirkungen verursacht und werden daher zur Behandlung der Alzheimer-Krankheit nicht weiterentwickelt. Um diese Problematik zu umgehen, soll eine neue Klasse von Hemmstoffen gezielt nur die Bildung des besonders schädlichen Aβ-42-Peptides verhindern, ohne die Spaltung anderer Proteine durch die γ-Sekretase zu beeinflussen. Ein anderer möglicher Behandlungsansatz sind Impfungen mit Aβ-Peptiden oder die medikamentöse Gabe von Antikörpern gegen Aβ-Peptide. Dieser Ansatz mobilisiert die natürliche Immunabwehr der Patienten gegen die Aβ-Peptide und soll damit den Abbau von Amyloidablagerungen im Gehirn verstärken.

In den Nervenzellen entstehen Neurofibrillen

Eine zweite Form von typischen Eiweißablagerungen lässt sich ebenfalls bei einer feingeweblichen Untersuchung des Gehirns erkennen. Dies sind die sogenannten Neurofibrillen (siehe Kasten), die sich innerhalb von Nervenzellen ausbilden. Auch bei diesen handelt es sich um Proteine, die sich zu dicht gepackten Faserbündeln zusammenlagern. Die eigentliche Funktion dieser Proteine ist es, den Stofftransport innerhalb von Nervenzellen zu fördern. Durch die Ausbildung der Neurofibrillen werden der Stofftransport und andere wichtige Prozesse in Nervenzellen gestört. Die Nervenzelle funktioniert nicht mehr und stirbt ab.

Neurofibrillen bilden sich zunächst in der sogenannten entorhinalen Rinde und greifen allmählich auf den Schläfenbereich (Temporallappen) und den Scheitelbereich (Parietallappen) des Gehirns über. Der Hippocampus ist besonders betroffen. Sowohl die entorhinale Rinde wie auch der Hippocampus dienen als Schalt- und Sammelstelle von Informationen und spielen eine wichtige Rolle für das Gedächtnis. Das erklärt, warum

Warum bilden sich Neurofibrillen?

Der wesentliche Bestandteil der Neurofibrillen ist das Tau-Protein. Normalerweise bindet das Tau-Protein an Mikrotubuli. Das sind Strukturen innerhalb der Nervenzellen, die für den Stofftransport zuständig sind. Ähnlich wie Förderbänder transportieren die Mikrotubuli benötigte Substanzen aus dem Zellkörper über die langen Nervenfortsätze (Axone) bis in die kleinen Verzweigungen mit den Synapsen, die die Kontaktstellen zwischen den Nervenzellen bilden. Bei der Alzheimer-Krankheit zeigen die Tau-Proteine jedoch eine vermehrte Phosphorylierung, also eine zu häufige Verknüpfung mit Phosphor, wodurch sie nicht mehr an die Mikrotubuli binden können. Die phosphorylierten Tau-Proteine lösen sich von den Mikrotubuli ab und lagern sich zu den genannten Neurofibrillen zusammen. In der Folge funktionieren der Stofftransport zu den Synapsen und andere Prozesse nicht mehr, und die Nervenzellen gehen zugrunde. Diese abnormen Tau-Protein-Ablagerungen innerhalb von Nervenzellen treten nicht nur bei der Alzheimer-Krankheit, sondern auch bei anderen neurodegenerativen Erkrankungen wie der frontotemporalen Demenz auf. Man nennt diese Erkrankungen daher auch Tauopathien.

Gedächtnisstörungen zu den frühen Symptomen bei der Alzheimer-Krankheit gehören.

Einweißablagerungen verursachen eine Entzündung

Eine Entzündung ist eine Reaktion des körpereigenen Immunsystems auf schädliche Reize. Im Alzheimer-Gehirn werden die in den Amyloid-Plaques verklumpten Eiweiße als fremd und schädlich erkannt, was eine Entzündungsreaktion verursacht. Diese äußert sich in einer vermehrten Bildung von Proteinen, die Entzündungsprozesse fördern, sowie in einer Aktivierung von speziellen Immunzellen des Gehirns, den sogenannten Mikrogliazellen. Die Rolle der Entzündungsreaktionen bei der Alzheimer-Krankheit konnte noch nicht vollständig aufgeklärt werden. Einerseits ist aus anderen Krankheitsbildern wie beispielsweise Arthritis (Gelenkentzündungen) oder Gastritis (Entzündung des Magens) bekannt, dass lang anhaltende, chronische Entzündungen zellschädigend wirken. Dies spricht dafür, dass die Entzündungsreaktionen den Tod von Nervenzellen beschleunigen. Andererseits können Mikrogliazellen verklumpte Eiweiße aufnehmen und aus dem Gehirn beseitigen. Somit könnte die Entzündung auch ein Schutzmechanismus gegen die Ausbildung der Amyloid-Plaques sein. Neueste Ansätze in der Forschung zielen darauf ab, die Entzündungsprozesse gezielt zu steuern, um Zellschädigungen zu vermeiden und gleichzeitig den Abbau von Amyloid-Plaques zu verstärken.

Synapsen und Nervenzellen sterben ab

Alle bisher beschriebenen Veränderungen führen zunächst zu einem Verlust von Synapsen, also den Kontaktstellen, über die Nervenzellen miteinander kommunizieren. Die Synapsen sind die Bestandteile des Nervensystems, die am schnellsten auf neue Einflüsse reagieren. Auch im gesunden Gehirn werden beständig Synapsen abgebaut und andere neu gebildet. Diese Neuverschaltung von Nervenzellen ist die Grundlage des Lernens. Dieser Vorgang wird auch Plastizität genannt. Das Gehirn hat mit mehr als 100 Billionen Synapsen und 100 Milliarden Nervenzellen enorme Reserven zur Verfügung. Es kann über einen langen Zeitraum Verluste ausgleichen, ohne dass Leistungseinbußen zu bemerken sind. Erst wenn ein gewisser Schwellenwert überschritten wird, kommt es zum Verlust von kognitiven Leistungen und zur demenziellen Symptomatik.

Dem Gehirn fehlt der Botenstoff Acetylcholin

Als Folge des Nervenzelluntergangs in einigen Gehirnregionen kommt es zu einem Mangel an bzw. zu einem Ungleichgewicht an Botenstoffen, die

Nervenzellen nutzen, um miteinander zu kommunizieren. Davon sind vor allem die Botenstoffe Acetylcholin und Glutamat betroffen. Acetylcholin wird von Nervenzellen gebildet, deren Zellkörper im basalen Vorderhirn liegen. Sie senden (projizieren) ihre Nervenbahnen vor allem in verschiedene Bereiche der Großhirnrinde, die allgemein gesprochen dem Denken dienen. Der Mangel an Acetylcholin erklärt daher einen Teil der auftretenden Lern- und Erinnerungsstörungen bei Alzheimer-Patienten. Auf diese Zusammenhänge gehen wir im Medikamentenkapitel (Seite 84) noch näher ein, da man diese Veränderungen bereits heute durch Medikamente behandeln kann.

Genveränderungen

Die Vererbung von krankhaften Genveränderungen hat nur bei sehr wenigen Alzheimer-Patienten einen entscheidenden Einfluss. Die meisten Krankheitsfälle treten sporadisch auf, d. h., ohne erblich vorbestimmt worden zu sein.

Genveränderungen sind nur sehr selten ursächlich verantwortlich

Nur bei knapp 1 Prozent aller Alzheimer-Patienten wird die Krankheit dominant vererbt. Dominante Vererbung bedeutet, dass die Veränderung (Mutation) eines einzigen Gens für die Entstehung der Krankheit ausreicht und dass statistisch gesehen die Hälfte aller Nachkommen eines Betroffenen ebenfalls erkrankt. Die drei am häufigsten veränderten Gene liegen auf den Chromosomen 1, 14 oder 21. Die Betroffenen erkranken meist bereits sehr früh, schon weit vor dem 60. Lebensjahr. Daher ist das gehäufte Auftreten der Erkrankung in den betroffenen Familien meist seit Generationen bekannt. Auch wenn die dominant vererbten Formen der Alzheimer-Krankheit selten sind, kann die Bedeutung dieser Familien für die Erforschung der Alzheimer-Krankheit nicht hoch genug eingeschätzt werden. Untersuchungen an Trägern von Genmutationen (siehe Kasten Seite 71) haben ganz entscheidend zu unserem heutigen Verständnis der molekularen Ursachen sowie des klinischen Verlaufs der Alzheimer-Krankheit beigetragen. Außerdem werden in diesen Familien inzwischen auch klinische Studien zur Erprobung neuer Wirkstoffe durchgeführt. Da bei den Mutationsträgern das durchschnittliche Erkrankungsalter bekannt ist, können neue Therapieansätze in diesen Familien in sehr frühen Krankheitsstadien, im besten Fall vor dem Auftreten von Gedächtnisstörungen, auf ihre Wirksamkeit geprüft werden.

Früh beginnende Alzheimer-Demenz bei bekannten Genmutationen

Chromo-som	Genveränderung	Auswirkungen
1	Mutation des Prä-senilin-2-Gens	Bisher sind 17 unterschiedliche Mutationen im Präsenilin-2-Gen bekannt, die eine teilweise früh beginnende (45–85 Jahre) familiäre Form der Alzheimer-Demenz verursachen. Diese Mutationen sind sehr selten und für weniger als 1 % aller dominant vererbten Fälle der Alzheimer-Krankheit verantwortlich.
14	Mutation des Prä-senilin-1-Gens	Mehr als 180 Mutationen im Präsenilin-1-Gen verursachen die frühesten (25–60 Jahre) genetisch bedingten Formen der Alzheimer-Demenz. Der Anteil der Mutationen im Präsenilin-1-Gen an allen dominant vererbten Alzheimer-Fällen liegt bei 50–80 %.
21	Mutation des Amyloidvorläufer-proteins (APP)	APP-Mutationen führen zu einer früh beginnenden (45–65 Jahre) familiären Form der Alzheimer-Krankheit. Diese Mutationen sind für etwa 2–3 % aller Fälle der dominant vererbten Alzheimer-Demenz verantwortlich.

Variante des Apolipoproteins

Weiterhin erhöhen bestimmte Varianten im Apolipoprotein-E-Gen (ApoE-Gen) geringfügig die Anfälligkeit für das Auftreten einer Alzheimer-Demenz und die Wahrscheinlichkeit, in einem etwas jüngeren Alter zu erkranken. Drei Arten des ApoE-Gens kommen in der Bevölkerung vor: Epsilon-2, Epsilon-3 und Epsilon-4, wobei die Epsilon-4-Variante mit der Alzheimer-Krankheit assoziiert ist. Bei Weitem nicht jeder Träger der ApoE-4-Variante erkrankt jedoch an der Alzheimer-Demenz. Es handelt sich nicht um einen dominanten Erbgang, das ApoE ist nur ein Risikogen. Nur im Zusammenspiel mit anderen, noch unbekannten Faktoren fördert die ApoE-4-Variante das Auftreten der Alzheimer-Demenz. Im Einzelfall ist es daher für eine gesunde Person nicht aussagekräftig und nicht zukunftsweisend, welche Varianten des ApoE-Gens sie trägt. Dies gilt auch für etwa 20 neue Gene, die seit 2009 in weltweiten Studien als Alzheimer-Risikogene identifiziert wurden. Gemeinsam ist allen diesen Genen, dass sie nur für eine ganz geringe Anzahl von Alzheimer-Fällen verantwortlich sind. Auffällig ist allerdings, dass viele der neuen Gene an der Steuerung von Entzündungsprozessen beteiligt sind. Dies deutet darauf hin, dass die Entzündungsreaktionen im Alzheimer-Gehirn mehr als bisher vermutet zur Entstehung der Krankheit beitragen.

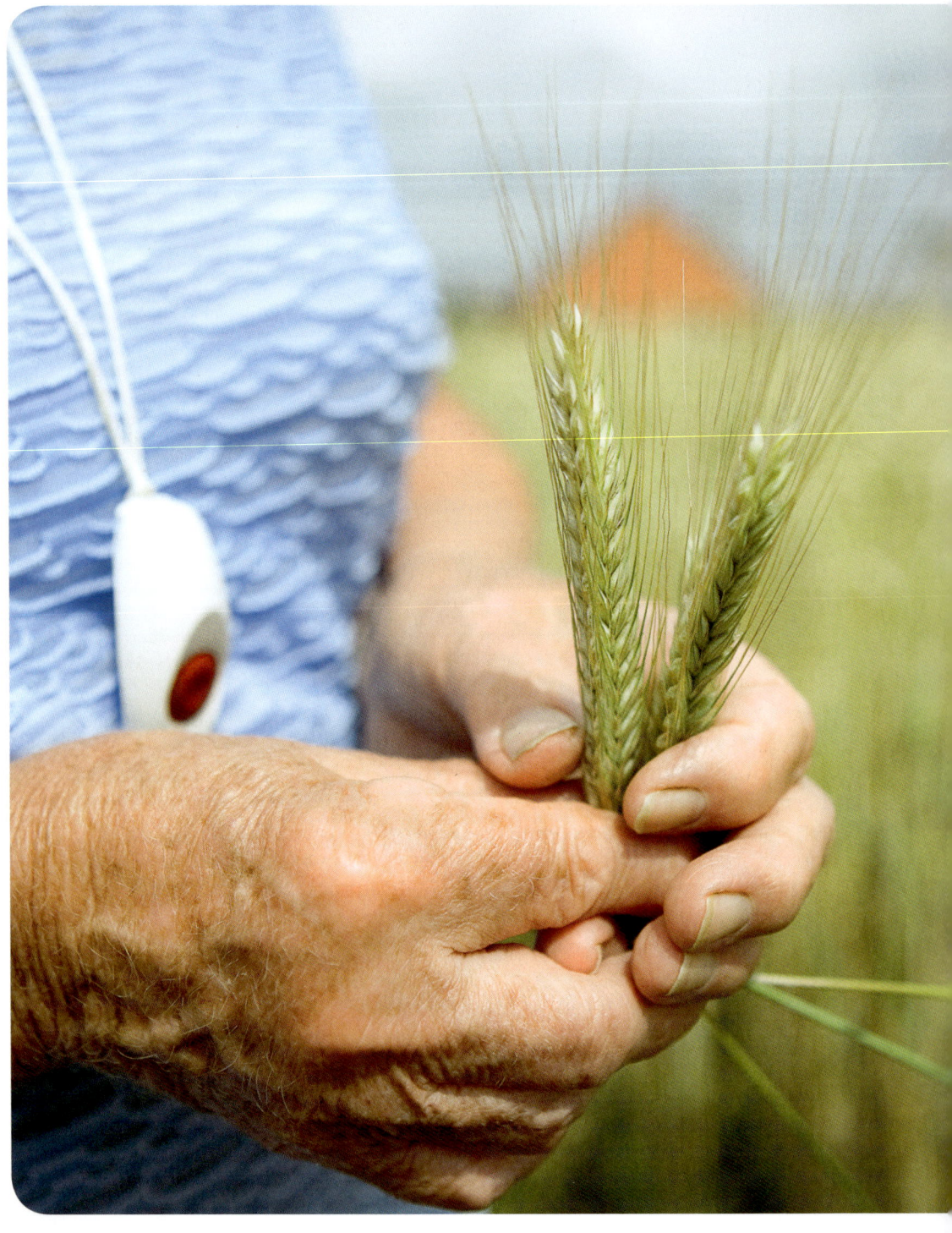

Kann man einer Demenz vorbeugen?

Demenzen sind überwiegend Erkrankungen des hohen und höheren Lebensalters. Das heißt, je älter wir werden, desto höher ist unser Risiko, an einer Demenz zu erkranken.

Das Alter ist also ein sehr großer Risikofaktor. Wenn Ihre Mutter oder Ihr Vater an einer Alzheimer-Demenz erkrankt ist, ist das eigene Risiko dadurch leicht erhöht. An dem Alter und der familiären Vorgeschichte einer Demenz kann man selber nichts ändern. Es gibt allerdings eine ganze Reihe von Risikofaktoren für Demenzen, auf die wir durchaus Einfluss haben. Es liegt in Ihrer Hand, diese möglichst gering zu halten. Zu den Strategien gehören eine bewusste Lebensführung, regelmäßige Vorsorgeuntersuchungen sowie geistiges und körperliches Training.

Risikofaktoren als Ansatz zur Vorbeugung

- Übergewicht
- Rauchen
- übermäßiger Alkoholkonsum
- kalorienreiche Ernährung
- Ernährung mit zu viel tierischem Fett
- Bewegungsmangel und wenig Sport
- fehlende geistige Anregungen (und/ oder nur wenige Ausbildungs- und Schuljahre)
- lange anhaltender schlechter Schlaf
- überhaupt nicht oder schlecht behandelter Bluthochdruck
- überhaupt nicht oder schlecht behandelter Diabetes
- Schilddrüsenerkrankungen
- hohes Cholesterin

- Mangel an bestimmten Vitaminen (vor allem Folsäure)
- frühere Kopfverletzungen (z. B. durch Boxen)

Diese Risikofaktoren wirken ein Leben lang auf das Gehirn ein. Sie verursachen erst nach Jahrzehnten, also im Alter, die Entstehung der Alzheimer-Krankheit. Die Vorbeugung dieser Krankheit muss demnach früh beginnen, d. h. spätestens im mittleren Erwachsenenalter, besser noch früher in der Erziehung. Nachfolgend erhalten Sie einige Tipps und Hinweise für erfolgreiche Vorbeugung.

Auf gesunde Ernährung achten

Als Faustregel gilt: Alles, was gut für Ihr Herz ist, ist auch gut für Ihr Gehirn! Dazu gehört natürlich eine ausgewogene Ernährung mit viel Obst und Salat, magerem Fleisch, Fisch, Vollkorn- und Milchprodukten. Wichtig ist auch eine ausreichende Flüssigkeitszufuhr von 1,5–2 Litern täglich. Dazu eignen sich Wasser, Schorlen, Früchte- und Kräutertees oder verdünnte Obstsäfte. Kaffee und schwarzer Tee sind in Maßen ebenfalls erlaubt. Dass Rauchen der Gesundheit schadet und man nicht mehr als ein Glas Wein oder Bier am Tag trinken sollte, ist mittlerweile hinlänglich bekannt. Übergewicht schadet nicht nur dem Herzen und den Gelenken, sondern auch dem Gehirn.

Die grauen Zellen auf Trab halten

Es gibt zahlreiche Hinweise darauf, dass ein oft und immer wieder aktiviertes Gehirn weniger schnell an einer Demenz erkrankt als ein untrainiertes. Unser Gehirn ist unsere Schaltzentrale für Gedächtnis, Gefühle, Erlerntes und Verhalten. Das Gehirn zu fordern und zu trainieren regt es an, immer wieder neue Zellen zu bilden, neue Informationsbahnen aufzubauen und somit seine Kapazitäten zu erhalten und zu erweitern.

Aus dem Englischen kommt das Motto »use it or loose it«, zu Deutsch: »Benutze es oder verliere es.« Es gibt vielfältige »Trainings-Möglichkeiten« dieser Art: lesen, Musik hören, Kreuzworträtsel lösen, sich in einem Ehrenamt engagieren – erlaubt ist, was gefällt. Eine

Vorsorgeuntersuchungen nutzen

Nutzen Sie regelmäßig die Vorsorgeuntersuchungen zur Gesundheit. Sind der Blutdruck, der Blutzucker und die Cholesterinwerte noch in Ordnung? Es gibt nämlich einen Zusammenhang zwischen hohem Blutdruck sowie schlechten Blutfettwerten in den mittleren Lebensjahren und einer späteren Alzheimer-Erkrankung.

wichtige Rolle kommt dabei auch der Pflege der sozialen Kontakte zu. Sich mit Freunden zu treffen, ins Theater oder Kino zu gehen oder einen gemeinsamen Ausflug zu unternehmen, das Kaffeekränzchen jeden Mittwochnachmittag oder der sonntägliche Waldspaziergang tun also mehr für Ihre Gesundheit, als Sie vielleicht angenommen haben. Wichtig ist dabei nur, dass Sie nicht zu Hause auf dem Sofa sitzen und sich vom Fernsehen berieseln lassen.

Trainieren Sie Ihren Körper

Es ist mittlerweile wissenschaftlich erwiesen, dass regelmäßige Bewegung nicht nur das Risiko, an einer Herzerkrankung, einem Schlaganfall oder an Diabetes mellitus zu erkranken, senkt, sondern auch das Risiko für eine Demenz. Wichtig ist hierbei gar nicht so sehr die Art der Bewegung, sondern die Regelmäßigkeit. Am besten sind 30 Minuten täglich an der frischen Luft. Machen Sie, worauf Sie Lust haben, was Ihnen guttut und Ihren körperlichen Möglichkeiten entspricht. Reservieren Sie sich dafür feste Zeiten.

Wenn Sie sich in der Gruppe leichter tun oder sich unsicher bei der Wahl der körperlichen Aktivität sind: Schauen Sie einmal in das Programm Ihrer Volkshochschule oder der örtlichen Vereine. Das Angebot ist vielfältig, preisgünstig und auch auf die ältere Generation und ihre Bedürfnisse zugeschnitten. Die meist vorhandenen »Schnupperstunden« bieten die Möglichkeit, einmal etwas Neues unverbindlich auszuprobieren.

Wann ist man übergewichtig?

Die derzeit gültigen Gewichtsempfehlungen orientieren sich am Body-Mass-Index (BMI), der Körpergröße, Gewicht und Alter in Proportion stellt. Der BMI berechnet sich aus dem Körpergewicht in Kilogramm, dividiert durch das Quadrat der Körpergröße in Metern.

$$BMI = \frac{\text{Körpergewicht in Kilogramm}}{(\text{Körpergröße in Metern})^2}$$

Idealer BMI in Abhängigkeit vom Alter

Altersgruppe	empfohlener BMI
45–54 Jahre	22–27
55–64 Jahre	23–28
> 64 Jahre	24–29

Von Fettleibigkeit (Adipositas) spricht man bei beiden Geschlechtern ab einem BMI von 30.

Man sollte aber auch auf den Taillenumfang achten, da das Bauchfett als Risikofaktor für Typ-2-Diabetes, Blutfettstörungen, Herzerkrankungen, Schlaganfall und andere Erkrankungen gilt.

Schützt Östradiol vor Demenz?

Die Antwort auf diese Frage ist leider: Nein. Östradiol gehört zu den weiblichen Sexualhormonen, den Östrogenen. Sie spielen nicht nur bei der Fortpflanzung eine Rolle, sondern besitzen verschiedene weitere vorteilhafte Wirkungen. So etwa auf das Herz-Kreislauf-System, auf den Stoffwechsel der Knochen und auch auf das Gehirn. Dort tragen Östrogene als Neurohormone und Schutzfaktoren auf vielfältige Weise zur Struktur, Funktion und Erhaltung von Nervenzellen bei. Aufgrund dieser die Nervenzellen schützenden Wirkung wurde vermutet, dass eine Hormonersatztherapie nach der Menopause möglicherweise auch das Demenzrisiko reduziert. Dies hat sich allerdings nicht bestätigt.

Nach den Kriterien der Weltgesundheitsorganisation gilt als leicht erhöhtes Risiko ein Taillenumfang
- bei Männern von über 94 cm
- bei Frauen von über 80 cm

und als stark erhöhtes Risiko
- bei Männern ein Wert über 102 cm
- bei Frauen über 88 cm

So kommen Körper und Geist in Schwung

Brauchen Sie noch ein paar Anregungen, wie man ohne viel Aufwand etwas für seine Gesundheit tun kann?
- Nutzen Sie, wann immer es geht, die Treppe statt des Fahrstuhls.
- Für kleinere Besorgungen sollte man zu Fuß gehen, statt das Auto zu nehmen.
- Wenn es einem zunächst schwerfällt, sich zur Bewegung zu motivieren, sollte man sich jeweils ein konkretes Ziel setzen und sich belohnen, wenn man es erreicht hat. Also, wenn Sie vor einem einstündigen Spaziergang zurückschrecken, laufen Sie zunächst nur eine halbe Stunde, kehren zur Belohnung in einem Café ein, trinken etwas und laufen dann noch mal eine halbe Stunde zurück.
- Regelmäßige Gartenarbeit wirkt sich ebenfalls positiv aus.
- Tanzen Sie gern, kommen aber kaum noch dazu? Vielleicht motiviert es Sie zu wissen, dass Tanzen Ihr Gehirn auf ideale Weise fördert und aktiviert. Die Kombination von Koordinationsfähigkeiten, Bewegung, Rhythmusgefühl und sozialer Interaktion hält sehr viele Gehirnbereiche gleichzeitig auf Trab und verbessert die Zusammenarbeit dieser Regionen.
- Lernen Sie eine neue Sprache, z. B. zur Urlaubsvorbereitung.

- Strategische Brettspiele wie Schach oder Backgammon, bei denen man die grauen Zellen anstrengen muss, sind ebenfalls gut.
- Nutzen Sie Ihr Gehirn auf vielfältige Weise, lösen Sie z. B. Zahlenrätsel (z. B. Sudoku).

Gehen Sie von Ihren Interessen aus

Das sind nur einige Vorschläge zur Anregung. Was macht Ihnen Spaß? Was haben Sie früher gern getan? Oder was wollten Sie schon immer einmal lernen und ausprobieren? Gehen Sie von Ihren Interessen und Vorlieben aus und bauen Sie darauf auf. Alles Erzwungene hat keinen Wert, weil Sie ohnehin spätestens nach dem zweiten oder dritten Versuch wieder aufhören. Nur Freizeitaktivitäten, die man mag und die einem spürbar guttun, wird man langfristig aufrechterhalten.

Den inneren Widerstand überwinden

Wenn Sie sich bisher nur wenig bewegt haben, müssen Sie allerdings damit rechnen, dass Ihr »innerer Schweinhund« vor allem zu Anfang heftig protestieren wird. Sie müssen also Wege finden, um den eigenen Widerstand und die Unlust zu überwinden. Wenn Sie eine Weile durchgehalten haben und sich Ihr Körper an die regelmäßige Aktivität gewöhnt hat, wird es einfacher. Dann müssen Sie sich nicht mehr bewegen, sondern Sie möchten es, weil Sie dazu das Bedürfnis haben und es Ihnen Spaß bringt.

Was ist eine leichte kognitive Störung?

Sie bezeichnet einen Zustand, der nicht mehr gesund, aber auch noch nicht krank ist. Das Nachlassen der Fähigkeiten geht leicht über den normalen Alterungsprozess hinaus.

Diese Einbußen sind so begrenzt, dass sie keinen starken Einfluss auf das tägliche Leben haben, aber in neuropsychologischen Tests nachweisbar sind.

Die Betroffenen bemerken ihre verminderte geistige Leistungsfähigkeit, sie haben aber keine so starken Symptome, dass diese die Diagnose einer Demenz rechtfertigen würden. Diese Diagnose wird erst gestellt, wenn Gedächtnis oder Denkvermögen bereits so schwer beeinträchtigt sind, dass die Aktivitäten des täglichen Lebens dadurch deutlich beeinflusst werden.

Leichte Beeinträchtigungen des Erinnerungs- oder Denkvermögens werden im Fachjargon »Mild Cognitive Impairment« (MCI), zu Deutsch: »leichte kognitive Störung« oder »leichte kognitive Beeinträchtigung« (LKS oder LKB) genannt.

Das Risiko, dement zu werden, ist erhöht

Nicht jeder Betroffene, bei dem nach einer einmaligen Untersuchung die Diagnose »leichte kognitive Störung« gestellt wird, erleidet später eine Demenz. Aber das Risiko ist erhöht. Daher sollte man sich bei dieser Diagnose regelmäßig (alle 6–9 Monate) nachuntersuchen lassen.

Verschiedene Studien haben Übergangsraten zur Demenz bei MCI von 10–15 Prozent pro Jahr festgestellt. Das heißt, in einem Jahr wird bei 10–15 Prozent der Betroffenen aus einer leichten kognitiven Störung eine Demenz. Man geht davon aus, dass sich insgesamt bei knapp der Hälfte der Betroffenen in den weiteren Jahren das Leistungsvermögen so verschlechtert, dass sie dement werden. Die andere Hälfte wird nicht dement. Die Betroffenen haben in einer Nachuntersuchung entweder wieder normale Werte oder die Werte bleiben auf einem leicht beeinträchtigten Niveau stabil. In diesem Stadium kann die Untersuchung von Biomarkern mit Liquorpunktion, Magnetresonanztomografie und/oder PET zur Diagnose der zugrunde liegenden Erkrankung führen und das zukünftige Risiko, an einer Alzheimer-Demenz zu erkranken, abzuschätzen helfen.

Definition

Zur Definition einer leichten kognitiven Störung gehören:

- eine für das entsprechende Alter durch neuropsychologische Tests nachweislich beeinträchtigte Gedächtnisleistung oder eine andere beeinträchtigte Fähigkeit, z. B. das Denkvermögen,
- subjektive Klagen über die Verschlechterung, d. h., den Betroffenen fällt die verminderte Gedächtnis- oder Denkleistung selber auf,
- allgemeine Aktivitäten des täglichen Lebens sind nicht beeinträchtigt.

Wie wird die Diagnose gestellt?

Wenn Sie zunehmende Vergesslichkeit bei sich bemerken und befürchten, dass es sich um eine leichte kognitive Störung handeln könnte, ist das Vorgehen ähnlich wie bei einem Demenzverdacht. Sie können Ihren Hausarzt oder gleich einen neurologischen oder psychiatrischen Facharzt aufsuchen oder sich an eine Gedächtnisambulanz wenden. (Für die Letztere brauchen Sie auf jeden Fall eine Überweisung von Ihrem Hausarzt, für den Facharzt ebenfalls.)

Zur Untersuchung gehören ebenso wie bei einer Demenz:

- Eine Eigen- und Fremdanamnese, die durch gezielte Nachfragen ergänzt wird. Sie selbst und ein Angehöriger schildern die Beschwerden, und der Arzt fragt an wichtigen Stellen nach.
- Neuropsychologische Untersuchungen, die das Profil der geistigen Leistungsstörungen zeigen. Bei der Gedächtnisprüfung kommt es vor allem auf den Spätabruf an, also das, was beispielsweise von einer Wörterliste noch hängen geblieben ist, nachdem Sie zwischenzeitlich andere Testaufgaben gelöst haben. Denn dieser Spätabruf ist ein besonders empfindlicher Indikator für leichte kognitive Störungen.
- Laboruntersuchungen und bildgebende Verfahren (Biomarker) werden zwar nicht zwingend empfohlen, werden aber vermehrt gewünscht und durchgeführt. In Kenntnis der Biomarker ist z. B. das Vorstadium einer Alzheimer-Krankheit diagnostizierbar oder auszuschließen. Das hat heute zwar noch keine

therapeutischen Konsequenzen, viele Patienten und Familien wünschen sich aber eine hinreichende Diagnosesicherheit und möchten die individuelle Prognose abschätzen können. Dennoch sind weitere Nachuntersuchungen nötig (siehe »Weitere Diagnoseverfahren« Seite 54).

- Manchmal stellt sich auch heraus, dass die Konzentrations- und Gedächtnisstörungen Folgen einer Depression sind. Wird die Depression (Seite 95) behandelt und bilden sich die depressiven Symptome zurück, steigern sich auch wieder die Gehirnleistungen.

Was kann man tun?

Gesunde Lebensführung

Alle allgemeinen Empfehlungen zu einer gesundheitsbewussten Lebensführung gelten auch für Betroffene mit leichten kognitiven Störungen.

- Nicht rauchen, nur sehr wenig Alkohol trinken, keine Beruhigungsmittel oder Drogen einnehmen.
- Ernähren (Seite 74) Sie sich gesund und trinken Sie ausreichend.
- Bewegen Sie sich regelmäßig, z. B. täglich eine halbe Stunde Walken, Joggen, Gymnastik oder leichten Sport.
- Sorgen Sie für einen guten Schlaf.
- Lassen Sie bestehende Erkrankungen wie Diabetes mellitus (Zuckerkrankheit), Bluthochdruck usw. ausreichend behandeln.

Gedächtnistraining

Ob man darüber hinaus noch ein spezielles Gedächtnistraining absolviert, muss jeder selbst entscheiden. Es ist nur dann sinnvoll, wenn einem das Training Freude macht und man es also gern tut. Zwingen Sie sich nicht dazu, in der Hoffnung auf diese Weise Verbesserungen zu erzielen, Sie würden vermutlich frustriert werden.

Das Gedächtnis unterstützen

Dagegen sind einfache Maßnahmen, wie man sie allgemein bei Gedächtnisstörungen anwendet, sinnvoll:

- Machen Sie sich sorgfältig Notizen und führen Sie einen Kalender oder ein Tagebuch, um Ihr Gedächtnis zu unterstützen, sowohl was vergangene Ereignisse als auch zukünftige Termine angeht.
- Prägen Sie sich Inhalte, die Sie gern behalten wollen, z. B. von Zeitungsartikeln oder Buchpassagen, ein, indem Sie diese mehrfach lesen. Wiederholen Sie anschließend, was Sie behalten haben, indem Sie es sich selbst oder einem anderen erzählen. Lesen Sie bei Bedarf noch mal nach.
- Strukturieren Sie Ihren Alltag stärker und achten Sie dabei auf ein ausgewogenes Verhältnis von geistigen und körperlichen Anforderungen, Entspannung und Muße.
- Reduzieren Sie bei Bedarf Ihre Anforderungen.

Medikamente

Spezielle Medikamente gegen leichte kognitive Störungen gibt es nicht. Ob sich eine mögliche Verschlechterung zur Demenz durch Antidementiva beeinflussen lässt, ist zurzeit nicht klar. Bisherige Studien mit den gängigen Antidementiva sprechen eher dagegen.

Denken Sie in einem möglichst frühen Krankheitszustand (z. B. bereits bei leichten kognitiven Störungen) daran, vorsorgliche Verfügungen zu treffen (Patientenverfügung (Seite 133), Betreuungsverfügung (Seite 133) usw.).

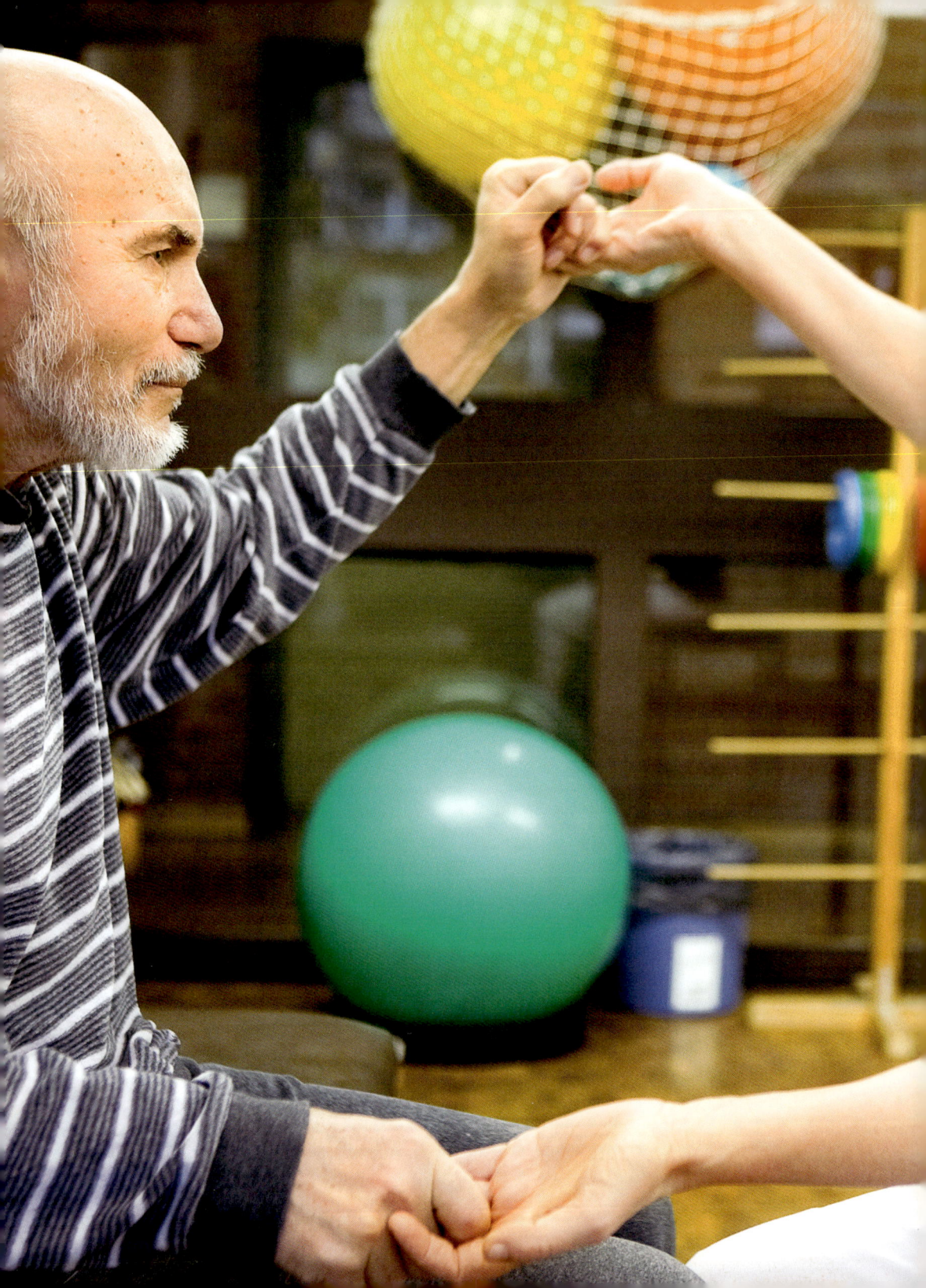

Therapie: Wie kann man behandeln?

Medikamente, die eine Alzheimer-Demenz heilen, gibt es leider noch nicht. Aber das Fortschreiten der Symptome kann medikamentös verlangsamt werden.

Welche Medikamente können helfen?

Degenerative Demenzerkrankungen kann man zurzeit nicht heilen. Das Absterben der Nervenzellen im Gehirn lässt sich mit heutigen Medikamenten nicht aufhalten.

Mit der zur Verfügung stehenden medikamentösen Therapie lassen sich zwei Ziele verfolgen:

- Einerseits sollen die kognitiven Einbußen vermindert bzw. verzögert werden. Dazu dienen sogenannte Antidementiva.
- Andererseits müssen die häufig vorhandenen Begleitstörungen behandelt werden, wie z. B. Depressionen, Unruhe und psychotische Symptome.

Die zweite Säule der Therapie sind die nicht medikamentösen Maßnahmen. Hier gibt es zahlreiche Therapieverfahren, die speziell auf die Situation Demenzkranker zugeschnitten sind. Sie dienen dazu, die Alltagskompetenz und die Lebensqualität der Betroffenen möglichst lange zu erhalten. Dabei geht es jedoch nicht darum, dass der Demenzkranke neue Verhaltensweisen oder Einstellungen lernt, denn seine Lernfähigkeit raubt die Demenz ihm ja gerade. Stattdessen sind es die Angehörigen und alle Personen, die ihn pflegen, die den Umgang mit dem Betroffenen der Erkrankung anpassen. Zunächst stellen wir Ihnen die zurzeit zugelassenen Antidementiva vor.

Behandlung der Alzheimer-Demenz

Antidementiva dienen zur Behandlung der Alzheimer-Demenz. Sie sollen Gedächtnis, Konzentration, Aufmerksamkeit und Orientierung sowie Auffassungs- und Urteilsvermögen verbessern und erhalten. So können Alltagsfähigkeiten bestehen bleiben und die Lebensqualität erhöht werden. Die Antidementiva wirken sich manchmal auch positiv auf die oft bei Alzheimer-Patienten auftretenden und für die pflegenden Angehörigen sehr belastenden Verhaltensstörungen aus. Heilen können die heute zur Verfügung stehenden Medikamente die Krankheit leider nicht, da sie auf den Untergang der Nervenzellen keinen Einfluss nehmen. Aber sie können das Fortschreiten der kognitiven Defizite um mehrere Monate, manchmal auch Jahre hinauszögern. Damit gewinnen die Betroffenen und ihre Familien wertvolle Zeit und Lebensqualität.

Die Therapie mit Antidementiva sollte so früh wie möglich, am besten gleich nach der Diagnosestellung erfolgen. Zu einem Zeitpunkt also, an dem noch möglichst viele Fähigkeiten erhalten sind und damit über einen möglichst langen Zeitraum gerettet werden können.

Den Verlauf verzögern

Antidementiva können nicht heilen, also das Absterben der Nervenzellen nicht verhindern, aber sie können das Fortschreiten der Symptome der Alzheimer-Krankheit entscheidend verzögern.

Leichte bis mittelschwere Alzheimer-Demenz

Die Cholinesterase-Hemmer – auch Acetylcholinesterase-Hemmer genannt – sind das Mittel der Wahl zur Behandlung von Patienten mit leichter bis mittelschwerer Alzheimer-Demenz. Zurzeit gibt es auf dem Markt drei Wirkstoffe: Donepezil, Galantamin und Rivastigmin. Diese Cholinesterase-Hemmer verbessern die Signalübertragung im Gehirn und hemmen den Abbau des Botenstoffs Acetylcholin.

Cholinesterase-Hemmer wirken nicht sofort. Das liegt daran, dass die Präparate nicht den Botenstoff selbst liefern, sondern nur dessen Abbau verhindern bzw. dessen Ausschüttung fördern. Nach der Einnahme von Cholinesterase-Hemmern muss das Gehirn daher erst wieder eine ausreichende Menge an Acetylcholin aufbauen. Wie bei vielen anderen Medikamenten auch werden die Antidementiva nicht von jedem gleich gut vertragen.

Im Gehirn ist zu wenig Acetylcholin

Acetylcholin ist ein chemischer Botenstoff (Transmitter), der Informationen von einer Nervenzelle im Gehirn zur anderen transportiert. Dieser spezielle Transmitter ist zuständig für die Übermittlung von »Erinnerung«. Man kann sich das so vorstellen: Acetylcholin dockt an der Nervenzelle an, »lädt die Erinnerung« ab und wird dann von dem Enzym

Bewertung durch das IQWiG

Die Behandlung mit Cholinesterase-Hemmern wird hinsichtlich des Therapieziels »kognitive Leistungsfähigkeit« auch vom Kölner Institut für Qualität und Wirtschaftlichkeit im Gesundheitswesen (IQWiG) befürwortet (Bericht 07.02.2007). Das IQWiG ist ein unabhängiges wissenschaftliches Institut, das den Nutzen medizinischer Leistungen für den Patienten untersucht. Es ist im Auftrag des Gemeinsamen Bundesausschusses (G-BA), der die Entscheidungen zur Kostenerstattung im Gesundheitswesen trifft, oder des Bundesgesundheitsministeriums tätig. Finanziert wird das Institut aus Mitteln der gesetzlichen Krankenversicherung. Die Empfehlung wurde in die S3-Leitlinie Demenzen mit der Empfehlungsstärke: Die leichte und mittelschwere Alzheimer-Demenz »sollte« mit Cholinesterase-Hemmern behandelt werden, übernommen.

Acetylcholinesterase abgebaut. Bei einem gesunden Menschen ist dies ein Vorgang, der reibungslos funktioniert. Typisch für die Alzheimer-Krankheit aber ist, dass im Gehirn zu wenig Acetylcholin hergestellt wird. Die Funktion der Acetylcholinesterase ist bei Alzheimer-Kranken im Vergleich zu Gesunden aber unverändert. So sorgt das verschobene Gleichgewicht für eine zu geringe Verfügbarkeit des für die Erinnerung notwendigen Botenstoffes Acetylcholin.

Cholinesterase-Hemmer sorgen nun dafür, dass der Abbau des Gedächtnisbotenstoffs verlangsamt wird. Mehr Acetylcholin bedeutet also mehr Erinnerung. Die Folge davon ist, dass Alltagsfähigkeiten länger erhalten bleiben und das Nachlassen geistiger Leistungsfähigkeit verzögert wird. Der Betreuungsaufwand sinkt um bis zu zwei Stunden täglich. Zudem können die Cholinesterase-Hemmer auch gegen die oftmals auftretenden Verhaltensauffälligkeiten wirksam sein.

Donepezil (Aricept) Das Präparat wird chemisch synthetisiert. Donepezil war der erste zugelassene Cholinesterase-Hemmer der zweiten Generation. Eine Anwendung einmal täglich ist ausreichend.

Rivastigmin (Exelon) Rivastigmin ist ebenfalls ein Cholinesterase-Hemmer der zweiten Generation, der 1998 in Deutschland zugelassen wurde. Rivastigmin steht auch als gut verträgliches Pflaster zur Verfügung. Dabei gelangt die Substanz nicht über den Magen-Darm-Trakt in den Körper, sondern wird kontinuierlich über die Haut aufgenom-

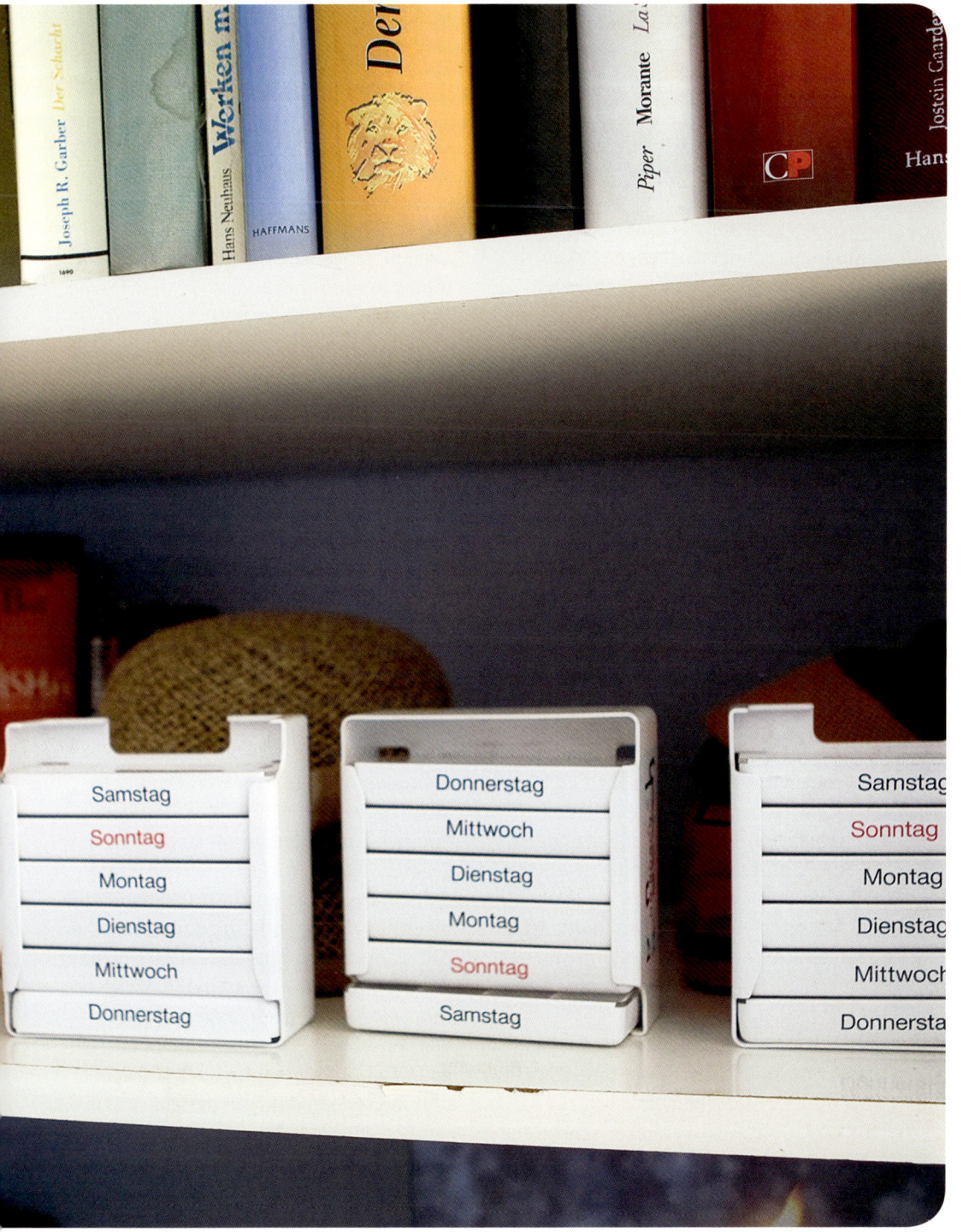

men; Nebenwirkungen wie Übelkeit und Erbrechen treten dadurch seltener auf.

Galantamin (Reminyl) Galantamin wird primär aus Schneeglöckchen (Galanthus nivalis) gewonnen. Es kann auch synthetisiert werden. Es ist, wie die beiden anderen Präparate, ein Cholinesterase-Hemmer und vermindert somit den Abbau von Acetylcholin. Zusätzlich steigert es die Freisetzung des Botenstoffs aus den Nervenzellen. In einer speziellen Tablettenform (Retard-Kapsel), die den Wirkstoff mit Verzögerung abgibt, kann es einmal täglich verabreicht werden. Die Wirkung der Cholinesterase-Hemmer ist dosisabhängig. Aus Verträglichkeitsgründen werden alle Cholinesterase-Hemmer langsam eindosiert. Eine Dosissteigerung findet nach vier Wochen statt. Es sollte die höchstmögliche tolerierbare Dosis angestrebt werden, da nur dann die bestmögliche Wirkung des Medikaments zu erwarten ist (Tab. Seite 90). Diese Steigerung wird leider häufig versäumt. Die drei Substanzen zeigen keine eindeutigen Unterschiede in der Wirksamkeit. Bei Auftreten von Nebenwirkungen ist es aber manchmal hilfreich, auf ein anderes Präparat zu wechseln.

Neuere Studien haben gezeigt, dass es nicht sinnvoll ist, Cholinesterase-Hemmer abzusetzen, wenn ein Übertritt von einer mittelschweren zur schweren Alzheimer-Demenz erfolgt.

Nebenwirkungen und Gegenanzeigen Zu den häufigen Nebenwirkungen zählen Erbrechen, Übelkeit und Durchfall in den ersten Wochen. Achten Sie darauf, dass auch diese Nebenwirkungen bei Bedarf medikamentös behandelt werden. Da die Präparate bei einigen bestehenden Erkrankungen nicht eingenommen werden dürfen (sogenannte Kontraindikationen), wie z. B. bei einem Magengeschwür, Herzrhythmusstörungen oder Asthma, muss der Arzt über alle vorhandenen Erkrankungen informiert werden. Nennen Sie ihm bitte zusätzlich alle Medikamente, die der Alzheimer-Patient einnehmen muss, da mit einigen Medikamenten Wechselwirkungen auftreten können.

Moderate bis schwere Alzheimer-Krankheit

Bei moderater bis schwerer Krankheitsausprägung einer Alzheimer-Demenz empfiehlt sich Memantin. Studien haben gezeigt, dass Memantin in dieser Krankheitsphase Gedächtnisleistungen günstig beeinflusst. Es gibt Belege dafür, dass die Alltags- und Kommunikationsfähigkeiten der behandelten Patienten und damit ihre Selbstständigkeit länger erhalten werden kann. Gleichzeitig ließen unter der Gabe von Memantin auch Unruhe und Aggression der Patienten nach und der Betreuungsaufwand verringerte sich. In seinem Bericht vom 26.04.2011 attestiert das IQWiG einen Nutzen von Memantin bei Patienten mit Alzhei-

Wie wirkt Memantin?

Memantin ist ein sogenannter N-Methyl-D-Aspartat-Antagonist oder NMDA-Rezeptorantagonist. Dieses Präparat hemmt den Botenstoff Glutamat durch Blockierung des NMDA-Rezeptors, der für viele Wirkungen von Glutamat im Gehirn verantwortlich ist. In der richtigen Menge ist Glutamat für Lernprozesse und Gedächtnisbildung im Gehirn zuständig. Ein Zuviel an Glutamat kann jedoch zu einer Überreizung und letztlich zum Absterben von Nervenzellen führen. Memantin schützt die Nervenzellen vor einer dauerhaften Überflutung mit dem Botenstoff Glutamat.

mer-Demenz im Bereich der kognitiven Leistungsfähigkeit und einen signifikanten Effekt auf das klinische Globalurteil. Auch im Bereich der alltagsspezifischen Fähigkeiten ergäbe sich ein Hinweis auf einen Nutzen von Memantin. Im Nachgang führte das IQWiG noch eine ergänzende Responder-Analyse zu Memantin durch. Darin ergab sich entgegen der initialen Bewertung doch ein Beleg für einen Nutzen von Memantin bei Patienten mit moderater bis schwerer Alzheimer-Demenz auf Kognition. Im Bereich der alltagspraktischen Fähigkeiten ergab sich ein Hinweis auf einen Nutzen von Memantin. In der S3-Leitlinie Demenzen wird der Einsatz von Memantin bei der moderaten bis schweren Alzheimer-Demenz mit der Empfehlungsstärke »sollte« empfohlen.

Nebenwirkungen Memantin wird im Allgemeinen gut vertragen. Bekannte Nebenwirkungen in der Eingewöhnungsphase sind u. a. Schwindel, Kopfschmerzen und Müdigkeit. Auch für dieses Präparat gibt es Kontraindikationen, also Krankheiten, bei denen es nicht eingenommen werden darf, z. B. schwere Nierenfunktionsstörungen und Epilepsie. Es können Wechselwirkungen mit anderen Medikamenten auftreten; Memantin verstärkt beispielsweise die Wirkung von Neuroleptika, Anticholinergika und Dopaminagonisten.

Bleibt der Zustand gleich, ist das ein Therapieerfolg!

Es ist wichtig, dass die vom Arzt verordneten Antidementiva regelmäßig und in der verordneten Dosis eingenommen werden. Nur dann kann die erwünschte Wirkung eintreten. Eine Übersicht gibt die folgende Tabelle. Die Präparate sind alle verschreibungspflichtig.

Bitte bedenken Sie bei der Bewertung der Wirksamkeit, dass die Antidementiva lediglich die Verschlechterung abbremsen können. Wenn der Zustand also gleich bleibt oder leichte Verbesserungen auftreten, spricht das für die Wirksamkeit des Medikaments. Falls die Symptomatik allerdings unvermindert fortschreitet, obwohl das Präparat lange genug und in ausreichender Dosierung eingenommen wurde, wird der Arzt mit Ihnen einen Medikamentenwechsel besprechen.

Antidementiva: Präparate und Dosierungen

Medikament (Handelsname)	Anfangsdosis pro Tag	Maximaldosis pro Tag
Donepezil (Aricept)	5 mg (zur Nacht)	10 mg (nach einem Monat)
Galantamin (Reminyl)	2 × 4 mg oder 1 × 8 mg (Retard-Kapsel)	16–24 mg (nach einem Monat)
Rivastigmin (Exelon Pflaster)	1 × 4,6 mg	1 × 9,5 mg (nach einem Monat) evtl. Steigerung auf 1 × 13,3 mg
Memantin (Axura, Ebixa)	1 × 5 mg	1 × 20 mg

Ginkgo-biloba-Extrakt

Der Ginkgo wird auch als »Tempelbaum« oder »Silberpflaume« bezeichnet und gilt als »lebendes Fossil«, da er sich seit Jahrmillionen nicht verändert hat. Er stammt ursprünglich aus Asien, wo seine Früchte und Samen als Nahrungsmittel verwendet werden. Schon seit dem Mittelalter werden seine Blätter als Tee oder Wundpflaster in der Heilkunde als Mittel gegen Asthma, Bronchitis, Hauterkrankungen oder Unruhezustände angewandt. Heute schreibt man seinen Samen und Blattextrakten durchblutungsfördernde Wirkung zu und schließt daraus auf eine positive Auswirkung auf die Gedächtnisleistung.

Der Trockenextrakt aus den Blättern soll den Hirnstoffwechsel unterstützen.

Auszüge aus den Blättern des Ginkgo-Baumes sind zur symptomatischen Behandlung von demenziellen Syndromen zugelassen. Zu der Frage, ob dieses rein pflanzliche Präparat als Antidementivum wirkt, wurden wissenschaftliche Studien und Anwendungsbeobachtungen durchgeführt. Die Studienergebnisse sind widersprüchlich. In einigen wurde eine Verbesserung in bestimmten Bereichen erzielt, in anderen ergaben sich keine Wirksamkeitsbelege. Aus den positiven Untersuchungen kann man das Präparat als Zusatz zu einem gesamttherapeutischen Behandlungskonzept befürworten.

Und zwar zur Behandlung von Störungen des Gedächtnisses und der Konzentration, die zusammen mit depressiven Verstimmungen, Kopfschmerzen und Schwindel auftreten. Die Wirksamkeit von Gingko-biloba-Extrakt ist bei der Alzheimer-Krankheit jedoch nicht bewiesen. Daher werden diese Präparate auch nicht in Therapieempfehlungen für Ärzte aufgenommen. Auch das IQWiG konstatiert in seinem Zwischenbericht nur eine schwache Wirksamkeit auf die Aktivitäten des täglichen Lebens bei Verwendung des Ginkgo-biloba-Extrakts EGb 761 und der Verwendung einer hohen Dosis von 240 mg täglich. Studien weisen darauf hin, dass ein Nutzen nur bei Demenzkranken mit begleitenden psychopathologischen Symptomen vorhanden ist. Die S3-Leitlinie Demenzen kommt zu dem Schluss, dass es »... Hinweise für die Wirksamkeit von Ginkgo Biloba EGb 761 auf Kognition bei Patienten mit leichter bis mittelgradiger Alzheimer-Demenz und vaskulärer Demenz und nicht-psychotischen Verhaltenssymptomen« gibt. »Eine Behandlung kann erwogen werden.«

Die Ginkgo-Präparate sind frei verkäuflich und in Apotheken und Drogeriemärkten zu erhalten. Sie sind im Allgemeinen gut verträglich, dürfen aber auf keinen Fall eigenständig in Kombination mit blutgerinnungshemmenden Medikamenten (Marcumar, Acetylsalicylsäure, Clopidogrel) eingenommen werden, da sie deren Wirksamkeit verstärken. Es muss eine Rücksprache mit dem behandelnden Arzt erfolgen. Die maximale Tagesdosis liegt bei 240 mg Ginkgo-biloba-Trockenextrakt. Auch wenn Ginkgo biloba in Apotheken und Drogeriemärkten frei verkäuflich ist, sollten Sie wegen möglicher Wechselwirkungen mit anderen Medikamenten vor der Einnahme Ihren Arzt konsultieren.

Überempfindlichkeit gegen Neuroleptika

Gegen Neuroleptika, also Medikamenten, die z. B. zur Behandlung von Wahnsymptomen gegeben werden, sind Patienten mit Lewy-Körper-Demenz überempfindlich. Es können schon bei geringen Dosierungen ungewöhnlich starke Nebenwirkungen auftreten (malignes neuroleptikainduziertes Syndrom, das in Einzelfällen tödlich enden kann). In Anbetracht der hohen Risiken einer neuroleptischen Therapie ist hier also besondere Vorsicht geboten. Risiken und Nutzen müssen im individuellen Fall abgewogen werden.

Gibt es noch andere Antidementiva?

Eine andere Gruppe von Antidementiva sind die Nootropika, beispielsweise Piracetam. Sie sollen ebenfalls zur Verbesserung der Hirnfunktionen beitragen. Entwickelt wurden sie in den 1970er- und 1980er-Jahren. Da ihre Wirksamkeit nicht so gut belegt ist wie die der neueren Antidementiva, werden sie heute aber kaum noch verwendet.

Wie wird die Lewy-Körper-Demenz therapiert?

Patienten mit Lewy-Körper-Demenz haben ein starkes Defizit am Botenstoff Acetylcholin und sollten daher besonders gut auf eine Therapie mit einem der drei Cholinesterase-Hemmer (Donepezil, Rivastigmin und Galantamin, Seite 90) ansprechen. Jedoch gibt es eine offizielle Behandlungszulassung mit Wirksamkeitsnachweis bisher nur für Rivastigmin (Exelon) bei Demenz im Rahmen einer Parkinson-Erkrankung. Ein Einsatz von Cholinesterase-Hemmern bei der Lewy-Körper-Demenz wäre daher ein sogenannter »Off-label-Gebrauch«.

Parkinson-Symptome kommen häufig bei der Lewy-Körper-Demenz vor. Parkinson-Symptome sind beispielsweise eine Verlangsamung der Bewegungen, erhöhte Muskelspannung (Rigor), sodass eine Körpersteifigkeit entsteht, sowie vermehrte Sturzneigung. Meist sind sie so störend, dass sie behandelt werden müssen. In solchen Fällen gilt L-Dopa als Therapie der ersten Wahl. Die Dosis der Anti-Parkinson-Medikamente sollte so gering wie möglich ausfallen, aber es sollte so viel wie nötig gegeben werden. Auch wenn es zu Trugwahrnehmungen kommt, sollten Neuroleptika (Antipsychotika) nur sehr zurückhaltend verabreicht werden, bevorzugtes Mittel wäre Clozapin (Leponex).

Sekundäre Demenzen sind potenziell heilbar

Bei einer sekundären Demenz ist das Gehirn ursprünglich nicht selbst erkrankt, sondern wurde infolge einer anderen bestehenden Erkrankung geschädigt. Das können z. B. der sogenannte Normaldruck-Hydrozephalus, Stoffwechselerkrankungen, hormonelle Störungen oder Mangelzustände sein. Wird die zugrunde liegende Krankheit erkannt und behandelt, können sich auch die demenziellen Auswirkungen zurückbilden oder zumindest gestoppt werden.

Behandlung anderer Demenzformen

Wenn es sich bei der auftretenden Demenz um eine Mischform handelt, bei der auch für die Alzheimer-Demenz typische Veränderungen vorkommen, wird ebenfalls mit den schon beschriebenen Antidementiva behandelt.

Bei vaskulärer Demenz müssen die Grunderkrankungen therapiert werden

Bei der vaskulären Demenz muss man nach der Grunderkrankung fahnden und diese behandeln. Wenn also Bluthochdruck, Diabetes mellitus (Zuckerkrankheit), Herzrhythmusstörungen oder zu hohe Blutfettwerte festgestellt werden, sollten diese medikamentös behandelt werden. Zusätzlich sollte der Patient ungesunde Verhaltensweisen ändern: Übergewicht abbauen, sich mehr bewegen und mit dem Rauchen aufhören usw. Werden die Risikofaktoren rechtzeitig erkannt und behoben, kann man einer vaskulären Demenz vorbeugen. Ist das Gehirn jedoch erst einmal geschädigt, dienen die genannte Behandlung und die eigene Lebensstiländerung vor allem dazu, eine weitere Schädigung zu verhindern.

Falls es sich um eine reine vaskuläre Demenz handelt, also die Gehirnzellen tatsächlich nur abgestorben sind, weil sie keine ausreichende Versorgung mehr erhalten haben, können Rehabilitationsmaßnahmen hilfreich sein. Ähnlich wie nach einem Schlaganfall versucht man, verlorene Fähigkeiten wiederzuerlangen, wobei andere Nervenzellen im Gehirn die Aufgaben der abgestorbenen Bereiche übernehmen. Dazu dienen beispielsweise ergotherapeutische, logopädische, physiotherapeutische und tanztherapeutische Maßnahmen.

Wie wirken Serotonin-Wiederaufnahme-Hemmer?

Der Botenstoff Serotonin spielt bei der Entstehung einer Depression eine zentrale Rolle. Depressive Symptome stehen in engem Zusammenhang mit einem Serotoninmangel im Gehirn. Um diesen Mangel zu beheben, setzt man Medikamente ein, die die Signalwirkung des Serotonins verstärken. Sie erhöhen die Serotoninkonzentration im synaptischen Spalt – also der Verbindungsstelle zwischen zwei Nervenzellen –, indem sie die Wiederaufnahme des Botenstoffs verhindern. Dadurch kann er länger wirken, der Mangel wird so ausgeglichen.

Begleitende Depression

Eine begleitende Depression kann meist gut mit Antidepressiva behandelt werden.

Die frontotemporale Demenz ist ohne gezielte Behandlungsoption

Menschen, die an frontotemporaler Demenz leiden, zeigen in der Regel kaum Krankheitseinsicht oder Therapiemotivation. Weil die Vorgänge, die zum Nervenzelluntergang führen, zum größten Teil nicht bekannt und nicht beeinflussbar sind, gibt es bisher allerdings keine gezielten Therapiemöglichkeiten. Die medikamentöse Behandlung zielt derzeit darauf ab, die Verhaltensauffälligkeiten der Patienten zu mildern. Auch dafür gibt es keine einheitlichen Behandlungsvorschläge, sondern man muss im Einzelfall ausprobieren, welches Präparat hilfreich ist und vertragen wird.

Pharmakotherapie von psychologischen Begleitsymptomen

Zu Beginn einer Demenzerkrankung stehen oft sogenannte affektive Syndrome, wie eine Depression, im Vordergrund. Später treten dann begleitend oft Verhaltensstörungen auf. Darunter versteht man Symptome wie Agitiertheit und Aggressionen, Schreien, Lärmen, extreme Unruhe und ständiges Herumwandern. Viele Patienten leiden auch unter Realitätsverkennungen, die sich in Beeinträchtigungsideen oder anderen Wahnvorstellungen (z. B. Vorstellung, der verstorbene Partner sei noch am Leben) äußern können. Oder sie leiden unter Personenverkennungen (auch in Bezug auf ihre eigenen Angehörigen) und/oder Trugwahrnehmungen (Halluzinationen).

Was Sie beachten sollten

Antipsychotika dürfen keinesfalls langfristig verordnet werden. Es kann in diesem Zusammenhang immer nur darum gehen, dem Patienten kurzfristig in einer für ihn extrem bedrohlich empfundenen Situation zu helfen. Antipsychotika dürfen nicht verwendet werden, um den Patienten dauerhaft »ruhigzustellen«.

Grundsätzlich gilt bei der Dosierung von Antidepressiva und Antipsychotika: Die Dosierung sollte so gering wie möglich sein, um die erwünschte Wirkung zu erzielen. Bis zur Zieldosis muss so langsam wie nötig aufdosiert werden, d. h., die Wirkdosis wird in kleinen Schritten erreicht. Die Dosis sollte nicht abrupt gewechselt werden, da es häufig eine Wirkungslatenz von 1–2 Wochen gibt.

Wie sollte eine Depression behandelt werden?

Viele Demenzkranke leiden – vor allem in der Frühphase der Erkrankung – unter einer Depression. Diese kann sich durch depressive Symptome wie Antriebslosigkeit, gedrückte Stimmung, Ängstlichkeit, Traurigkeit und Verzweiflung zeigen. Warum treten zum Erkrankungsbeginn Depressionen auf? Dabei kann es sich um eine natürliche Reaktion auf die Einschränkungen und Defizite, die mit der Demenz entstehen, handeln.

Aber auch die hirnorganischen Veränderungen, die sich vollziehen, können ursächlich beteiligt sein. Denn die Demenz beeinflusst nicht nur den »Erinnerungsbotenstoff« Acetylcholin, sondern auch andere Transmitter im Gehirn. Zum Beispiel den Botenstoff Serotonin, der bei der Regulation von Stimmungen, Gefühlen und Impulsen eine wichtige Rolle spielt.

Welche Antidepressiva sind geeignet?

Mittel der ersten Wahl sind Antidepressiva aus der Gruppe der Serotonin-Wiederaufnahme-Hemmer (SSRI, siehe Kasten Seite 93). Hierzu zählen beispielsweise Citalopram (z. B. Cipramil, Cipralex) und Sertralin (z. B. Gladem, Zoloft). Auch bei diesen Medikamenten erkennt man nicht sofort ihre Wirkung, sondern es dauert einige Wochen, in denen das Präparat in ausreichender Dosierung eingenommen werden muss, bis sich die depressiven Symptome spürbar bessern.

Ältere Medikamente aus der Gruppe der trizyklischen Antidepressiva sind dagegen nicht geeignet, weil sie den Acetylcholinabbau verstärken und damit zu einer Verschlechterung von Gedächtnis und anderen kognitiven Funktionen führen können.

Behandlung von Halluzinationen und Wahnvorstellungen

Zur Behandlung von Wahnvorstellungen und Halluzinationen werden in einigen Fällen Präparate aus der Gruppe der Antipsychotika bzw. Neuroleptika eingesetzt. Jedoch müssen alle nicht medikamentösen, psychosozialen Behandlungsansätze unbedingt ausgeschöpft werden, bevor ein demenziell erkrankter Patient Antipsychotika erhält. Erst wenn trotz Ausschöpfung psychosozialer Verfahren weiterhin eine nicht erträgliche Symptomatik besteht, kann man überlegen, eine Antipsychotikabehandlung durchzuführen. Im Vorfeld müssen die Betroffenen bzw. die Angehörigen darüber aufgeklärt werden. Man muss immer wieder prüfen, ob die Behandlung mit Antipsychotika (immer noch) notwendig ist und ob der Nutzen die möglichen Gefahren überwiegt. Der Einsatz von Antipsychotika bei älteren Menschen mit Demenzen erhöht das Schlaganfallrisiko und geht mit einer reduzierten Lebenserwartung einher.

Welche möglichen Medikamente werden zurzeit untersucht?

Die Suche nach neuen, wirkungsvolleren Substanzen zur Behandlung der Alzheimer-Demenz läuft in Deutschland und weltweit auf Hochtouren.

Schützen Statine vor Demenz?

So wurde z. B. die Gruppe der Statine daraufhin untersucht, ob sie auch die Entstehung der Amyloid-Plaques verhindern können. Statine sind Medikamente, die in erster Linie zur Regulierung eines zu hohen Cholesterinspiegels eingesetzt werden. Cholesterin ist auch mitverantwortlich für die Ablagerung des Amyloids in »Plaques« im Gehirn. Zusammen mit dem Cholesterinspiegel geht auch die »Plaque«-Bildung im Gehirn zurück. Ob und in welcher Dosierung Statine aber für die Behandlung oder Vorbeugung von Demenzerkrankungen eingesetzt werden können, ist bisher nicht geklärt. Es gibt Hinweise, dass solche Statine, die die Blut-Hirn-Schranke überwinden, eine prophylaktische Wirkung haben und die Wahrscheinlichkeit, eine Demenz zu entwickeln, reduzieren. Die Hoffnung, dass Patienten, die bereits eine Demenz entwickelt haben, auch von einer Statinbehandlung profitieren, hat sich hingegen nicht erfüllt.

Was ist von einer Behandlung mit ungesättigten Fettsäuren zu erwarten?

Zur Demenzprophylaxe wird allgemein und in den Leitlinien empfohlen, auf eine Ernährung mit einem hohen Anteil an ungesättigten Fettsäuren (Olivenöl, Fisch) zu achten. Zahlreiche kleine Studien haben auf eine positive Wirkung von Getränken, die angereichert ungesättigte Fettsäuren enthalten, hingewiesen. Dies wurde kürzlich in einer mit öffentlichen Mitteln und nicht von der Pharmaindustrie geförderten Studie systematisch untersucht. Zwar führte die tägliche Einnahme von 125 ml Fortasyn Connect über 24 Monate nicht zu einem signifikanten Unterschied zur placebobehandelten Kontrollgruppe im präspezifizierten Endpunkt, allerdings zeigten zahlreiche sogenannte sekundäre Endpunkte einen zum Teil deutlichen, positiven Unterschied für die behandelten Patienten. Die Autoren schließen daraus, dass die Studie möglicherweise positiv gewesen wäre, wenn mehr Patienten in die Studie eingeschlossen worden wären.

Können Sekretaseinhibitoren die Plaquebildung verhindern?

Einen weiteren möglichen Therapieansatz für die Alzheimer-Demenz haben wir schon im Kapitel »Weitere Diagnoseverfahren« (Seite 54) beschrieben, nämlich den Versuch, die beiden Enzyme β-Sekretase und γ-Sekretase zu hemmen. Die Idee dahinter ist: Wenn diese

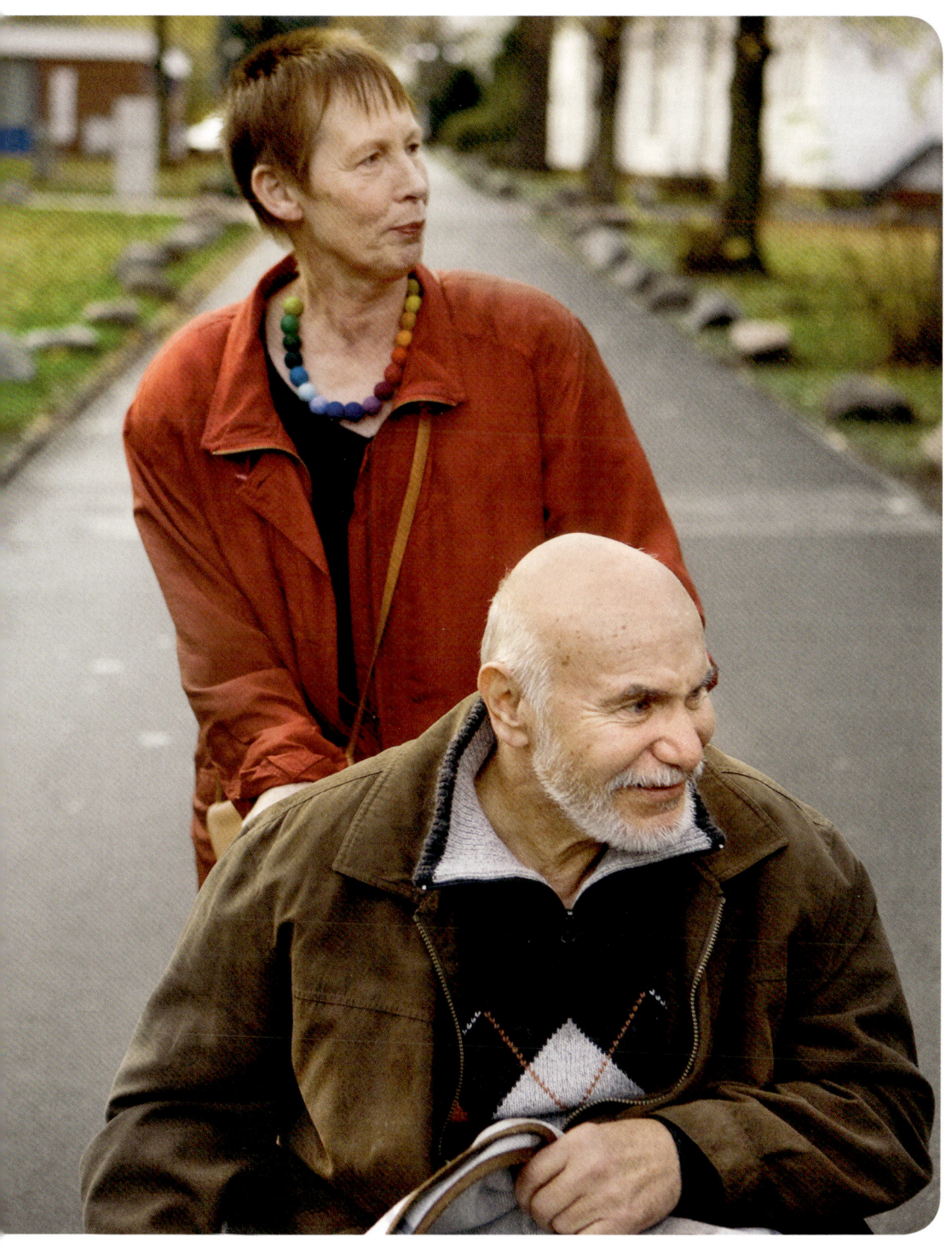

Enzyme das Amyloidvorläuferprotein nicht mehr spalten, können sich auch keine Amyloid-Plaques im Gehirn bilden. Denn die Amyloid-Plaques bestehen zum großen Teil aus schädlichen Spaltprodukten des Amyloidvorläuferproteins, den Aβ-Peptiden. Ein weiterer Ansatz zielt darauf ab, nicht die Bildung, sondern die Verklumpung der Aβ-Peptide mit Aggregationshemmern zu verhindern. Leider haben große Studien mit Sekretaseinhibitoren bisher nur zu negativen Ergebnissen geführt.

Kann man die Bildung der Neurofibrillen vermindern?

Das zweite neuropathologische Merkmal der Alzheimer-Demenz – die Neurofibrillen – könnte ebenfalls ein Ansatzpunkt für eine medikamentöse Therapie sein. Wie im Kapitel »Weitere Diagnoseverfahren (Seite 59)« dargestellt, bilden sich aus phosphoryliertem Tau-Protein Neurofibrillen in den Zellkörpern, was letztlich zum Absterben der Nervenzellen führt. In tierexperimentellen Studien ist es gelungen, die Hyperphosphorylierung der Tau-Proteine sowie die Bildung der Neurofibrillen zu vermindern. Ob dies ein gangbarer Weg für eine Therapie der Alzheimer-Demenz ist, wird zurzeit in klinischen Studien untersucht.

Noch aber sind diese und viele weitere Studien nicht abgeschlossen und der Nachweis der positiven Wirkung auf demenzielle Syndrome nicht ausreichend erbracht. Sobald die klinische Evidenz neuer Therapieansätze belegt ist, müssen die Studien mit einer größeren Anzahl von Patienten wiederholt und dann die Zulassung der neuen Anwendung bei den zuständigen Behörden beantragt werden. Bis also neue Medikamente auf den Markt gelangen oder die Zulassung bereits vorhandener Medikamente in neuen Anwendungsfeldern erlaubt wird, werden noch Jahre vergehen.

Wird es einmal eine Impfung geben?

Impfungen sollen die Ausbildung von Amyloid-Plaques verhindern sowie den Abbau von bereits im Gehirn vorhandenen Plaques verstärken. Bei diesem Ansatz stehen auch wieder die schädlichen Aβ-Peptide im Fokus. In tierexperimentellen Studien haben Impfungen beeindruckende Therapieerfolge gezeigt. Der Nachweis ihrer Wirksamkeit beim Menschen konnte bisher jedoch nicht erbracht werden. Derzeit läuft eine Vielzahl klinischer Impfstudien.

Man kann aktiv oder passiv immunisieren

Bei der Impfung sind zwei Wege möglich, die aktive und die passive Immunisierung. Bei der passiven Immunisierung werden dem Patienten Antikörper gegen die Aβ-Peptide direkt injiziert. Bei der aktiven Immunisierung wird eine synthetische Substanz injiziert, die den schädlichen Aβ-Peptiden so weit ähnelt, dass der Organismus selbst Antikörper gegen die Peptide bzw. die aus ihnen gebildeten Plaques entwickelt. Eine Schwierigkeit bei diesem Ansatz ist, dass die Antikörper nur die toxischen Aβ-Peptide bzw. die Plaques erkennen sollen, damit diese von der Immunabwehr eliminiert werden. An das Amyloidvorläuferprotein, aus dem die Aβ-Peptide abgespalten werden, oder auch an andere körpereigene Proteine dürfen sie hingegen nicht binden.

Die erste Impfstudie musste abgebrochen werden

Bereits Ende der 1990er-Jahre wurde der Versuch einer aktiven Impfung gestartet. Er musste allerdings 2002 abgebrochen werden, da eine geringe Zahl der Patienten eine Hirn- und Hirnhautentzündung entwickelte und bedauerlicherweise daran verstarb.

Bei einigen Patienten der Studiengruppe, die keine Hirnhautentzündung bekamen, gab es Hinweise auf einen verlangsamten Verlauf der Alzheimer-Krankheit. Bei der Untersuchung des Gehirns einiger an anderen Ursachen verstorbener Studienteilnehmer zeigte sich, dass die Plaques fast vollständig verschwunden waren. Die Immunisierungstherapie wird daher weiterverfolgt. Ob diese positiven Befunde bestätigt werden können, müssen weitere klinische Studien mit größeren Patientenzahlen noch beweisen.

Derzeitiger Stand und Zukunft der Impfung

Aufgrund der geschilderten toxischen Nebenwirkungen wurden in den letzten Jahren vermehrt Studien beim Menschen mit passiven Antikörpern gegen Amyloid durchgeführt. Diese konnten jedoch bisher die weitere klinische Progression der Alzheimer-Demenz nicht aufhalten. Zu diesen Antikörpern zählten u. a. Bapineuzumab, Solanezumab und Gantenerumab. Subanalysen dieser Studien legten nahe, dass bei Patienten mit Alzheimer-Demenz im leichten und mittelschweren Stadium die Erkrankungsprozesse bereits zu weit fortgeschritten sind, als dass eine Therapie gegen Amyloid dann noch erfolgreich sein könnte. Daher wurden derzeit Studien im Stadium einer prodromalen Alzheimer-Krankheit und einer leichten Alzheimer-Demenz durchgeführt. Ferner gelangen jetzt nur noch Patienten in solche Studien, die tatsächlich Biomarker für eine Amyloid-Plaques im Gehirn aufweisen. 2016 konnte in Studien mit dem passiven Amyloid-Antikörper Aducanumab durch Bildgebungsverfahren erstmals eine starke Verminderung der Amyloid-Plaques bei lebenden Patienten nachgewiesen werden. 2019 wurde die weitere klinische Entwicklung von Aducanumab jedoch aus bisher nicht vollständig bekannten Gründen eingestellt. Ob aktive oder passive Impfungen in der Zukunft ein Bestandteil wirksamer Alzheimer-Therapien sein werden, ist daher immer noch ungeklärt.

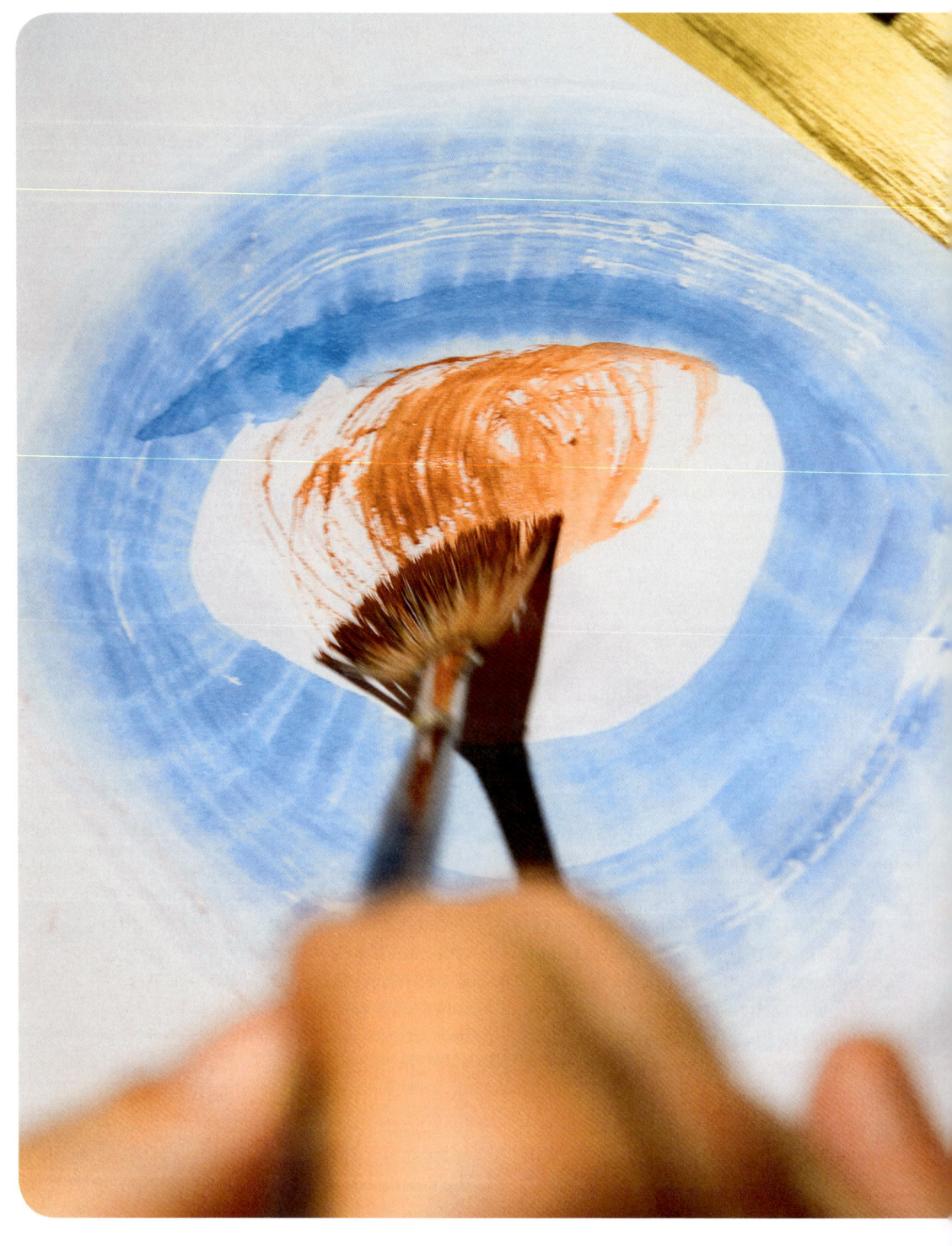

Nicht medikamentöse Therapien

Zur Behandlung eines Demenzpatienten gehören nicht nur Medikamente, sondern es stehen auch zahlreiche nicht medikamentöse Therapieformen zur Verfügung.

Es geht darum, die vorhandenen Fähigkeiten zu nutzen und zu fördern, das Selbstwertgefühl und die Identität des Patienten zu stärken, die Lebensqualität, das Wohlbefinden und die Selbstständigkeit zu erhalten und das Alltagsleben für den Betroffenen und seine Angehörigen so harmonisch wie möglich zu gestalten. Auch wenn viele Verfahren »Therapie« genannt werden, handelt es sich dennoch um Methoden, die für jeden Betreuer eines Demenzkranken nützlich und auch erlernbar sind. Hilfreiche Methoden sind z. B. die Validation (Seite 107) und die Selbsterhaltungstherapie (Seite 109) (SET).

Wir schildern hier die Grundzüge der Verfahren und bieten einige Beispiele. Dennoch lohnt es sich auf jeden Fall, sich ausführlicher zu informieren und eventuell auch schulen zu lassen. Doch zunächst widmen wir uns der Frage, ob und wann Psychotherapie bei Demenz sinnvoll sein kann.

Psychotherapie für Demenzkranke?

Grundlage jeder Psychotherapie ist, dass der Patient in der Lage ist, seine Situation zu reflektieren und zu ändern. Diese Fähigkeiten verliert der Betroffene im Erkrankungsverlauf. Dennoch kann vor allem im Anfangsstadium eine Gesprächspsychotherapie hilfreich sein, vor allem dann, wenn Krankheitseinsicht und Offenheit für realitätsorientierte Zukunftsplanungen bestehen.

Gesprächspsychotherapie durch Psychiater und Psychotherapeuten?

Mit der Diagnose »Demenz« konfrontiert zu werden ist sowohl für den Betroffenen als auch für die Angehörigen ein Schock. Viele Fragen und Ängste tauchen auf. Neben der ausführlichen Information über die Erkrankung und ihren Verlauf unterstützen auch ausführliche Gespräche über die veränderte Situation die Verarbeitung. Es ist hilfreich, seine Fühler zunächst in viele Richtungen auszustrecken, um dann erst zu entscheiden, welche Hilfsangebote einem persönlich am besten entsprechen.

Individuelle Gesprächspsychotherapie

Eine Option stellt eine individuelle Gesprächspsychotherapie dar. Der Psycho-therapeut sollte dabei in der Behandlung von älteren Patienten und im Umgang mit Menschen mit Demenzerkrankungen erfahren sein. In einer Reihe von ca. einstündigen Therapiesitzungen können z. B. folgende Probleme behandelt werden:

- Welche Ängste und Befürchtungen belasten mich? Wie kann ich damit umgehen?
- Welche Lebensziele sind mir wichtig? Auf welche Weise möchte ich die nächste Zeit dafür nutzen?
- Wie sollen die nächsten Tage, Wochen und Monate aussehen?
- Was möchte ich für den weiteren Verlauf regeln (Betreuung, Pflege, Vollmachten)?
- Gibt es Ungeklärtes und Zwischenmenschliches, das ich gern klären würde?
- Welche Stärken zeichnen mich aus? Kann ich die zur Verarbeitung der Diagnose nutzen?

Solche gesprächstherapeutischen Sitzungen fordern vom Patienten Aufmerksamkeit und Problembewusstsein. Gesprächstherapien sind daher sicher nur am Beginn der Demenzerkrankung im leichten oder eventuell mittleren Stadium möglich. Gegebenenfalls können auch Angehörige in die Behandlung einbezogen werden.

Zur psychotherapeutischen Behandlung einer möglicherweise gleichzeitig bestehenden Depression gibt es eigene, spezielle Verfahren.

Informieren Sie sich!

Zur Behandlung gehört ebenfalls, dass sowohl der Patient als auch die Angehörigen umfassend aufgeklärt und informiert werden. Nutzen Sie die vielfältigen Beratungs- und Hilfsangebote, die die Alzheimer-Gesellschaften, Angehörigengruppen und weitere Stellen anbieten (Informationen dazu finden Sie im Serviceteil auf Seite 164). Stellenweise gibt es auch Schulungsmöglichkeiten für bestimmte Therapie- und Umgangsformen bei der Betreuung Demenzkranker.

Gruppenpsychotherapie

Eine Gesprächsgruppe kann einen tröstenden und unterstützenden Charakter haben. Man ist nicht mehr allein mit der Erkrankung und dem damit verbundenen Schicksal. Demenz ist kein Tabu und nichts, wofür man sich schämen müsste. Gemeinsam wird dies tatsächlich erfahrbar. Der Selbstwert lässt sich so stärken, der Austausch mit den anderen Betroffenen wirkt entlastend. Diese Therapieform eignet sich nur, solange der Betroffene den Kontakt zur Realität nicht völlig verloren hat, also im Anfangs- oder mittleren Stadium der Demenz.

Nutzen kognitive Therapieverfahren?

Können geistige Leistungen durch gezielte therapeutische Übungen beeinflusst werden? Behandlungsverfahren, die durch Übungen geistige Fähigkeiten zu beeinflussen versuchen, werden kognitive Therapien oder psychosoziale Interventionen genannt. Mehrere spezifische Behandlungsformen sind für demenziell erkrankte Menschen entwickelt worden. Dabei sind nachweisbare, günstige Wirkungen auf Gedächtnis- und Aufmerksamkeitsleistungen möglich. Das Ausmaß der Besserung ist aber jeweils ziemlich begrenzt. Zu dauerhaften Verbesserungen des Gedächtnisses, des Verhaltens und der Alltagsfunktionen (z.B. Einkaufen, Kochen) kommt es dabei in der Regel nicht. Diese trotz ihrer Begrenztheit

nützlichen Verfahren sind leider noch nicht so weit fortentwickelt, dass sie einen breiten Einsatz in der Behandlung von Demenzen gefunden hätten.

Folgende Verfahren sind in Entwicklung:
- kognitive Stimulation: direktes Üben von Gedächtnisinhalten aus verschiedenen Lebensbereichen oder – besser – Stimulierung durch gezielte Freizeitgestaltung
- kognitives Training: Erlernen und Auffrischen von Strategien zur Verbesserung von Erinnerung und Urteilsvermögen, wie z.B. Gedächtnishilfen
- kognitive Rehabilitation: direktes Trainieren von alltagsrelevanten Fertigkeiten wie Kochen, Tagesplanung etc.

Die Anwendung dieser Behandlungstechniken ist auf leichte und mittelgradige Demenzformen beschränkt. Diese Methoden zeigen in den meisten Untersuchungen im gruppenstatistischen Vergleich Vorteile.

Entscheidend ist es, dabei jeweils für jeden Einzelnen die passende Auswahl von therapeutischen Übungen auszuwählen. Vor allem sollten die individuellen, noch vorhandenen Fähigkeiten und Ressourcen genutzt werden.

Zu beachten sind die ungünstigen Auswirkungen einer Überforderung der Betroffenen (was vor allem bei Methoden wie Gehirnjogging der Fall ist). Solche Erfahrungen von Frustration und Enttäuschung sind besonders bei fortgeschrittener Beeinträchtigung der geistigen Leistungsfähigkeit zu erwarten. Die Durchführung kognitiver Therapien erfordert kundige Experten (spezialisierte Fachärzte, psychologische Psychotherapeuten oder Gedächtnisambulanzen).

Die Erstattung der Kosten dieser Psychotherapie (Seite 101) bei demenziell erkrankten Menschen durch Krankenkassen ist in der Regel schwierig. Diese Therapien zählen nicht zu den sogenannten Richtlinienverfahren, auf welche die Erstattungen oft begrenzt sind. Diese Leistungen werden daher häufig vom Betroffenen selbst getragen.

Angehörige als »Therapeuten«?

Eine spezielle Verhaltenstherapie in dem Sinne, dass der Demenzkranke einsieht, welche seiner Verhaltensweisen nicht angemessen oder störend sind, und sie aktiv ändert – z. B. wiederkehrende Fragen, nächtliches Umherwandern –, ist nicht möglich. Denn die Demenzerkrankung verursacht diese Verhaltensweisen. Verhaltenstherapeutische Grundsätze wendet aber jeder Betreuer an, der gewünschtes Verhalten positiv verstärkt, indem er den Betroffenen dafür lobt und ihn ermuntert, es wieder zu zeigen. Nicht erwünschtes Verhalten wird dagegen übergangen und ignoriert.

Eine scheinbar einfache Methode: Abläufe ritualisieren

Ein weiteres Instrument aus der Verhaltenstherapie, das gerade den Umgang mit Demenzpatienten erleichtern kann, ist die Ritualisierung. Wenn bestimmte Handlungen immer auf die gleiche Art und Weise ablaufen, also zu einer Art Ritual werden, hilft das dem Betroffenen, sie zu akzeptieren oder eigenständig auszuführen. Ein gutes Beispiel ist die Körperpflege. Sowohl das selbstständige Durchführen als auch das Annehmen von Hilfe bei den notwendigen Verrichtungen ruft häufig Abwehr beim Demenzpatienten hervor. Ist der Ablauf immer gleich, kann sich der Betroffene besser darauf einstellen und besser daran erinnern. Auch eine feste Tagesstruktur wirkt stabilisierend.

Was tun bei Schlafstörungen?

Auftretende Verhaltensprobleme können zum Teil auch gezielt durch verhaltenstherapeutische Maßnahmen modifiziert werden, was am Beispiel Schlafstörungen gezeigt werden soll.

Demenzkranke sind häufig tagsüber müde und nachts unruhig und schlaflos. Das sind ebenfalls Krankheitsfolgen, die durch die zunehmende Hirnschädigung bedingt sind. Doch auch wenn man diese Symptome als gegeben hinnehmen muss, kann man dennoch gegensteuern und dem Betroffenen auf verschiedene Arten helfen, um sie abzumildern:

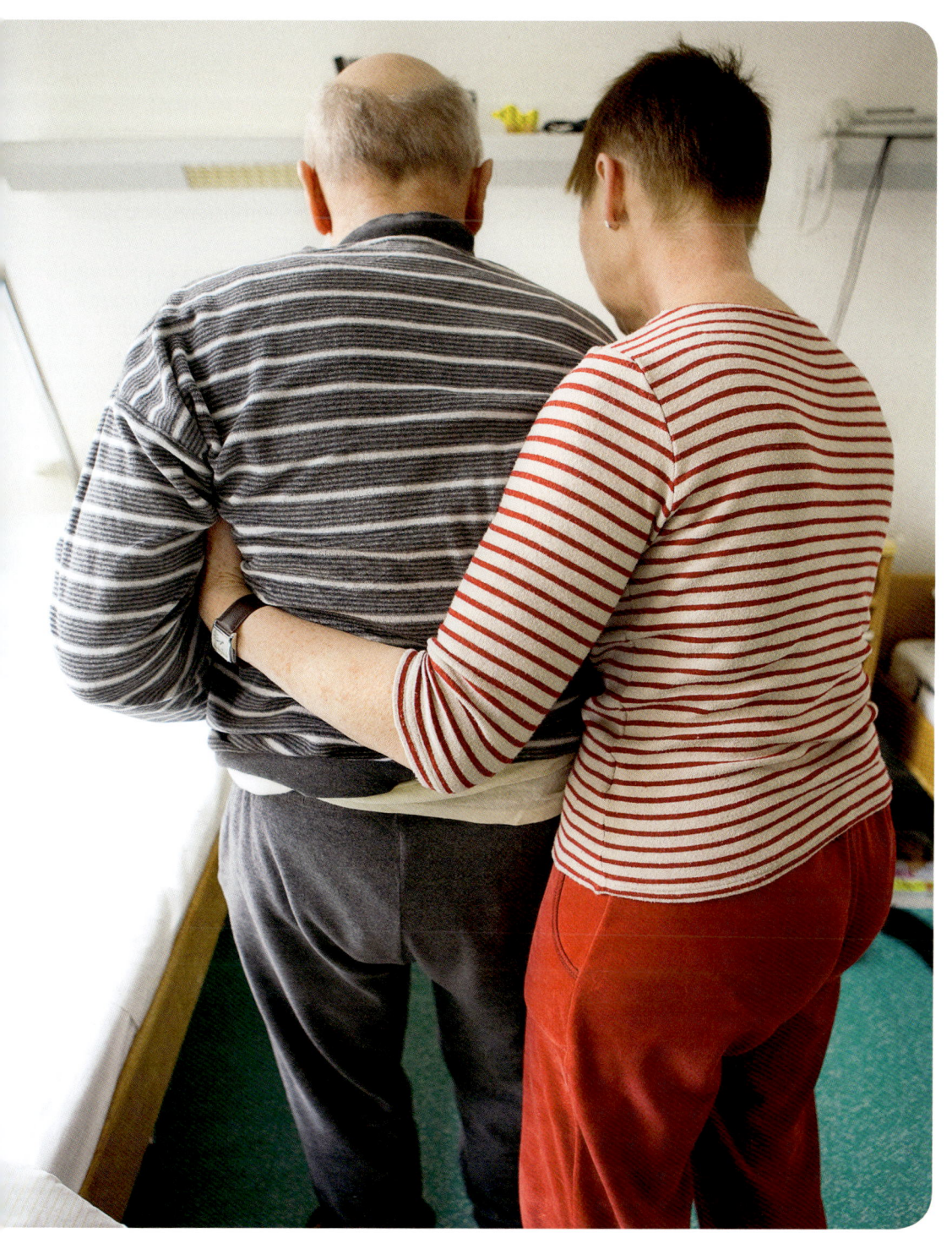

- Regelmäßige und ausreichende Bewegung am Tag fördert die Nachtruhe. Der Tag-Nacht-Rhythmus wird u. a. durch die Fluktuation des Hormons Melatonin geregelt, die nur richtig funktioniert, wenn man tagsüber genug »Licht tankt«.
- Geregelte Schlafzeiten, die dem tatsächlichen Bedarf entsprechen, sollten eingehalten werden.
- Man kann schlaffördernde Hausmittel nutzen, beispielsweise ein wohltuendes Bad mit Lavendelöl oder ein Fußbad, eine warme Milch mit Honig oder ein anderes »Gute-Nacht-Ritual«.
- Wenn Ihr eigener Nachtschlaf durch die Schlaflosigkeit Ihres demenzkranken Angehörigen zu massiv gestört wird, sollten Sie auch, gemeinsam mit dem behandelnden Arzt, Möglichkeiten einer medikamentösen Behandlung in Erwägung ziehen.

Wie kann man auf Verhaltensprobleme reagieren?

Demenz schränkt Urteilen, Erinnern, Verstehen, Verständigen, Orientieren und zielgerichtetes Handeln ein. Daraus resultiert bei demenziell erkrankten Menschen als unangemessen wahrgenommenes Verhalten, das oft durch die irritierte Reaktion der Pflegenden verstärkt wird. Man spricht von Verhaltensstörungen, alternativ von herausforderndem Verhalten.

Generell sollte man bei Verhaltensstörungen nicht zuerst an Medikamente denken. Die gesunden Bezugspersonen sind in folgenden Bereichen gefordert:
- Stressauslöser identifizieren und wenn möglich meiden.
- Eine Situation als für den Patienten real anerkennen. Wenn er beispielsweise meint, von der Person im Fernsehen bedroht zu werden, sollte man aus dieser Situation heraus versuchen, das Problem zu lösen.
- Dahinterstehende Ängste erkennen und Sicherheit vermitteln.
- Den Patienten ablenken.
- Für ausreichende Beschäftigung sorgen.

Sollten die Verhaltensstörungen ein Maß annehmen, das ein geordnetes Miteinander nicht mehr gewährleistet, kann der Arzt dem Patienten Medikamente verordnen. Besonders belastend sind Wahnvorstellungen und Halluzinationen. Die im Kapitel »Medikamente« (Seite 84) aufgeführten Cholinesterase-Hemmer und Memantin haben auch einen positiven Einfluss auf die Verhaltensauffälligkeiten. Andere Ursachen der Verhaltensstörungen wie Schmerzen oder Nebenwirkungen anderer Medikamente sollten ausgeschlossen werden.

Der Anlass für die Unterbringung in einem Pflegeheim ist oft nicht der körperliche Zustand des Patienten, sondern die Verhaltensstörungen. Sie sind es, die den betreuenden Angehörigen so enorm belasten und eine solche Entscheidung bewirken können.

Welche Bedürfnisse stecken hinter seinen Äußerungen?

Die folgenden Aussagen entsprechen den Grundbedürfnissen des Menschen und wurden bereits für die Lebenssituation eines Demenzkranken angepasst. Sie stammen aus dem Buch von Sabine Engel: Alzheimer und Demenzen – Unterstützung für Angehörige, in dem die Validationstherapie wesentlich ausführlicher dargestellt wird, als es hier möglich wäre.

- »Ich will mich sicher und geborgen fühlen.«
- »Ich will geliebt werden und dazugehören.«
- »Ich will nicht einsam sein.«
- »Ich will Wertschätzung durch andere erfahren, will mich wertvoll fühlen können.«
- »Ich will noch wichtig sein.«
- »Ich will das Gefühl haben, die Welt um mich herum zu verstehen.«
- »Ich will Schönes erleben oder mich mit Schönem (z. B. schöne Erinnerungen) beschäftigen.«
- »Ich will mein Leben geregelt wissen, Unerledigtes aufarbeiten.«
- »Ich will Dinge, die mich beunruhigen, aus der Welt schaffen.«
- »Ich will belastende Erinnerungen aufarbeiten können.«
- »Ich will mein Leben so bilanzieren können, dass ich Zufriedenheit mit dem Ergebnis dieser Bilanz empfinden kann.«
- »Verlass mich nicht.«
- »Nicht totmachen.«

Versuchen Sie, Ihrem Angehörigen einfühlsam zuzuhören. Welches Grundbedürfnis könnte hinter einer Aussage oder auch einer Verhaltensweise stecken?

Validation – den Demenzkranken wertschätzen

Unter Validation versteht man eine Therapie- und Umgangsform, die den Demenzkranken wertschätzt, seine Wahrnehmungen, Sichtweisen und Verhaltensweisen akzeptiert und anerkennt, auch wenn sie aus der Perspektive eines gesunden Menschen falsch oder unangemessen sind. Es geht also darum, sich in die Erlebenswelt des Patienten einzufühlen und diese Welt als für ihn gültig (englisch »valid«) anzunehmen. Das erfordert ein hohes Maß an Empathie, Geduld und Toleranz. Diese Umgangsform ermöglicht jedoch, im Kontakt mit dem Demenzkranken zu bleiben, auch wenn er sich immer stärker in seine Innenwelt oder die Vergangenheit zurückzieht. Sie führt zu einem liebevollen und respektvollen Miteinander, bei dem die menschliche Nähe auch beim Fortschreiten der Erkrankung aufrechterhalten werden kann.

Die Grundbedürfnisse befriedigen

Jeder Mensch – natürlich auch ein Demenzkranker – hat bestimmte Grundbedürfnisse, die erfüllt werden wollen. Sie beeinflussen unser Leben und den Umgang mit anderen, oft ohne dass wir sie uns bewusst machen. Will man die eigentlichen Bedürfnisse eines Demenzkranken aus seinen Aussagen erkennen, hilft es, zunächst für die eigenen Bedürfnisse sensibler zu werden. Mit etwas »Übung« fällt es dann auch leichter, die Grundbedürfnisse des Kranken zu erkennen und anzuerkennen.

Gibt es anwendbare Techniken der Validation?

Validation bedeutet im Alltag: den anderen als Person, so wie er oder sie ist, respektvoll zu achten und wertzuschätzen. Es meint, ihn oder sie in allen ihren oder seinen Äußerungen ernst zu nehmen, anzunehmen, zu versuchen ihn oder sie zu verstehen, sich einzufühlen und auf ihn oder sie zuzugehen und einzugehen. Validation heißt auch, den anderen nicht zu beurteilen, nicht zu kritisieren, nicht zu verurteilen und nicht zu hinterfragen.

Gefühlsäußerungen annehmen

Akzeptieren Sie die geäußerten Gefühle, auch wenn sie aus der Situation nicht verständlich sind und Ihnen unangemessen erscheinen. Wenn Sie auf die oftmals schmerzlichen Gefühlsäußerungen des Kranken empathisch und unterstützend reagieren und sie ernst nehmen, dann verlieren selbst negative Gefühle ihre Bedrohlichkeit. Dass seine Gefühle angenommen und respektiert werden, hilft dem Betroffenen. Das Aussprechen wirkt entlastend.

Fragen Sie nicht »warum?«

Fragen Sie nicht nach dem Grund für ein Gefühl! »Warum bist du traurig?« »Warum hast du Angst?« Der Betroffene wird die Fragen nicht beantworten können, sondern vielmehr den Eindruck gewinnen, dass Sie seine Gefühle nicht nachvollziehen können und anzweifeln. Das verunsichert ihn.

Bekräftigen Sie, indem Sie seine oder ihre Aussagen wiederholen!

Hilfreich und tröstlich dagegen ist es, wenn Sie seine/ihre Worte im Sinne einer

Empathie hilft

Auch wenn es Ihnen anfangs schwerfällt: Akzeptieren Sie die schmerzlichen Gefühle Ihres Angehörigen (aus welcher Zeit sie auch immer stammen mögen), nehmen Sie sie ernst und reagieren Sie auf diese Äußerungen empathisch und unterstützend, dann verlieren selbst negative Gefühle ihre Bedrohlichkeit: Sie sind mitteilbar, können gemeinsam besprochen und geheilt werden.

Bestätigung wiederholen. Dieses Verhalten vermittelt dem Kranken, dass er richtig gehört wurde, und erweckt dadurch sein Vertrauen, wirklich verstanden worden zu sein.

Hilfe zu Krankheitsbeginn: Realitäts-Orientierungs-Training

Validation bedeutet auch zu akzeptieren, dass der Demenzkranke in einer eigenen Welt lebt, die oftmals mit der Realität nur noch wenig zu tun hat. Der gegenteilige Ansatz ist das Realitäts-Orientierungs-Training (ROT), bei dem der Betroffene bewusst in die reale Gegenwart zurückgeholt wird. Beispielsweise indem man ihm immer wieder mitteilt, welcher Tag, welches Jahr, welche Jahreszeit gerade ist, und ihn mit alltagsrelevanten gegenwärtigen Informationen versorgt. Beide Ansätze haben ihre Berechtigung, wobei das ROT sicherlich eher für die beginnende Demenz geeignet ist. Solange der Betroffene von sich aus nach diesen Orientierungshilfen verlangt, indem er immer wieder nach Namen, dem Datum und aktuellen Geschehnissen fragt, sollten Sie ihn immer wieder mit den gewünschten Informationen versorgen. Ist die Erkrankung jedoch schon fortgeschritten, wirkt sich die Konfrontation mit dem Heute und den aktuellen Geschehnissen eher negativ aus.

Lebensqualität durch Selbstachtung: Selbsterhaltungstherapie

Das Bild, das wir von uns haben, ist nicht so starr, wie man vielleicht meint, sondern wird beständig von unseren Erfahrungen verändert. Mit neuem Wissen und neuen Erlebnissen modifizieren wir auch unser Selbstbild. Demenzpatienten ist es jedoch nicht mehr möglich, ihre Selbsteinschätzung den krankheitsbedingten Veränderungen anzupassen. Trotzdem ist die Aufrechterhaltung des Selbstbildes und der Selbsteinschätzung notwendig, um Motivation, Lebensmut und Lebensfreude aufrechtzuerhalten. Besonders die Selbsterhaltungstherapie versucht, dieses Ziel zu erreichen, indem die an die eigene Person gerichteten Erwartungen an die gegebenen Möglichkeiten angepasst werden.

Alle Erfahrungen, die diesem alten Selbstbild widersprechen, sind bedrohlich und unverständlich und werden geleugnet oder abgetan. Wenn der Patient zeitlebens ein guter Autofahrer war, werden Sie ihn nicht mit Argumenten davon überzeugen können, dass diese Vorstellung, die er von sich hat, nicht mehr zutrifft und er daher nicht mehr fahren darf. Am Autofahren müssen Sie ihn also auf eine andere Weise hindern. Die folgende Geschichte gibt ein typisches Beispiel mit einer kreativen Lösung wieder.

Was tun, wenn er selbst Auto fahren will?

>> *Herr N. aus Ludwigshafen bestand trotz seiner Demenzerkrankung darauf, auch weiterhin Auto zu fahren. Er war nicht mehr einsichtsfähig, die Ehefrau mit der Situation völlig überfordert. Nach langer Diskussion entschloss sich die Familie, die zuständigen Behörden aus Sicherheitsgründen zu informieren, sodass eine Entscheidung von »außen« herbeigeführt werden konnte. Herr N. erhielt daraufhin ein Schreiben, das ihn zu einer Fahrtauglichkeitsprüfung vorlud. Diesen Termin nahm er nicht wahr. Sein Führerschein wurde in der Folge eingezogen. Die Familie verkaufte das Fahrzeug. Durch den »hoheitlichen Akt« war Herr N. mit dem Vorgehen einverstanden.*

Im weiteren Verlauf der Demenzerkrankung schwindet nicht nur die Fähigkeit, sich Neues zu merken, sondern auch das Langzeitgedächtnis, in dem die Lebensgeschichte des Betroffenen gespeichert ist, bekommt Risse und bröckelt langsam ab. Wichtige Lebensstationen und Erinnerungen gehen verloren. Das ist ein sehr schmerzhafter Prozess, der zu Verzweiflung, Depressionen und großen Ängsten führen kann. Es sollte alles getan werden, um dem Demenzkranken seine Erinnerungen, seine Lebensgeschichte und damit seine Identität so lange wie möglich zu erhalten. Einige Prinzipien der SET (Selbsterhaltungstherapie) wollen wir Ihnen hier vorstellen.

Gespräche richtig führen

Weichen Sie einem Austausch über philosophische Themen nicht aus, aber drängen Sie den Kranken auch nicht zu einem solchen Gespräch, wenn er das Bedürfnis danach nicht verspürt.

Vertraute Umgebung und Bezugsperson

Eine gewohnte Umgebung stützt das Selbstbild des Betroffenen. Die Einrichtung ist ihm vertraut, er findet sich gut zurecht und fühlt sich geborgen. Andenken, Fotos, Bücher oder andere häusliche Gegenstände bieten eine wichtige Erinnerungsstütze. Eine gleichbleibende Umwelt stabilisiert die Identität. Das Gleiche gilt für die Menschen, die mit dem Demenzkranken umgehen. Vertraute

Das Selbstbild erhalten

Die folgenden »Fragen zum Selbstbild des Betroffenen« entstammen auch wieder dem Buch von Sabine Engel: Alzheimer und Demenzen – Unterstützung für Angehörige. Sie sprechen noch einmal die wichtigen Punkte der SET an und helfen dabei, dem Betroffenen die nötige Unterstützung beim Erhalt eines positiven Selbstbilds zu geben.

- Welche Aspekte seiner Lebensgeschichte machen die Identität und das Selbstbild Ihres demenzkranken Familienangehörigen besonders aus? Welche Erfahrungen, Erlebnisse und Lebensumstände waren ihm immer wichtig?
- Bemerken Sie, dass einige der zentralen »Kapitel seines inneren Tagebuchs«, also das Wissen um bedeutsame Lebensereignisse, verblassen? Wenn ja: Ängstigt oder verunsichert ihn das?
- Haben Sie das Gefühl, der Kranke möchte das Wissen von seiner Lebensgeschichte unbedingt erhalten? Wenn ja, welche Versuche unternimmt er in dieser Richtung?
- Welche Dinge, Umstände und Verhaltensweisen wirken auf den Betroffenen identitätsstabilisierend?
- Hat Ihnen der Überblick über die SET Anregungen gegeben, wie Sie die Identität des Kranken stabilisieren könnten? Gibt es da Aspekte, die Sie wirksam umsetzen könnten, z. B. Gestaltung des Wohnumfeldes, Strukturierung des Tagesablaufs, frühere Lieblingsmusik des Kranken beschaffen, Gespräche über den Lebenssinn, Gespräche über seine Lebensgeschichte, Gespräche über Krankheit, Zuversicht etc.
- Fällt es Ihnen leicht, die »nicht hörbaren« Botschaften zu entschlüsseln?
- Wann fällt es Ihnen leichter, in welchen Situationen ist es schwieriger?
- Wie könnten Sie empathisch auf diese Selbstoffenbarungen reagieren?

Bezugspersonen tragen ebenfalls zu dem Gefühl der Sicherheit und Geborgenheit bei. Da eine konstante Bezugsperson immer in einer ähnlichen Art und Weise auf den Kranken reagiert, stabilisiert sie darüber hinaus auch sein Selbst.

Den Tagesablauf strukturieren

Eine klare Struktur gibt Sicherheit. Entwickeln Sie Routinen, was an welchem Tag in der Woche und zu welcher Uhrzeit erledigt werden muss. Sie könnten z. B. einen Wochenplan aufhängen, in dem alle Tätigkeiten aufgeführt sind, bei denen der Betroffene mithelfen kann.

Natürlich sollten das Aufgaben sein, die der Demenzpatient gern tut und mühelos bewältigen kann. Welche Aktivitäten bestärken sein Gefühl, wichtig und wertvoll zu sein? Wie viel Unterstützung und Hilfestellung braucht der Betroffene, um eine Aufgabe zu bewältigen? Hier braucht es Feingefühl, um ihm das größtmögliche Maß an Selbstständigkeit zu lassen. Es ist dabei nicht immer einfach, das richtige Mittelmaß zu finden.

Über den Sinn des Lebens und die Krankheit sprechen

Der Wunsch, das eigene Leben zu bilanzieren und sich über die Sinnhaftigkeit des eigenen Lebens klar zu werden, taucht vor allem im Alter auf. Demenzkranke haben dabei die Schwierigkeit, dass ihnen wichtige Erinnerungen schon verloren gegangen sind. Wenn Sie den Eindruck haben, dass Ihr Angehöriger sich mit diesen Fragen auseinandersetzen möchte, sollten Sie ihn unterstützen, indem Sie beispielsweise Lücken in seinen Erinnerungen füllen. Welche Ziele, welche guten Eigenschaften, welche beruflichen Erfolge haben ihn ausgemacht? Was waren wichtige Stationen seiner Biografie?

Liegt ein sinnvolles und erfülltes Leben hinter einem, schafft das Zufriedenheit und stärkt die Identität. Möglicherweise beschäftigen oder beängstigen ihn auch die Erkrankung und ihr Verlauf. Bestärken Sie ihn darin, die Demenz als Schicksal anzunehmen, für das keiner die Verantwortung oder Schuld trägt.

Sie helfen dem Betroffenen am besten, wenn Sie einerseits seine Befürchtungen und Ängste ernst nehmen und sie ihm spiegeln, indem Sie in eigenen Worten seine Äußerungen wiederholen, und andererseits eine zuversichtliche Haltung einnehmen und vor allem seine Stärken und Fähigkeiten loben und hervorheben. Auch an Demenzen erkrankte Menschen erwarten und brauchen Wertschätzung.

Mit Erinnerungsarbeit stützen

Wir sind bereits darauf eingegangen, dass mit dem Verlust der Lebenserinnerungen auch die Identität verloren geht. Die Erinnerungstherapie versucht, hier entgegenzusteuern. Nutzen Sie alle Möglichkeiten und alle Sinne, um an Vergangenes anzuknüpfen: vertraute Tätigkeiten, Geschichten und Melodien, Speisen, Getränke und Gerüche, alte Fotos, Bücher, Musik, Einrichtungs- und Kleidungsstücke. Hat ein Sinneseindruck oder ein Gegenstand eine Erinnerung hervorgezaubert, dann knüpfen Sie daran an und spinnen Sie die Ereignisse gemeinsam weiter. Dabei ist der Wahrheitsgehalt eher nebensächlich. Wenn der Demenzkranke Geschehnisse »erinnert«, die nach Ihrem Dafürhalten gar nicht passiert sind, korrigieren Sie ihn nicht, sondern fragen Sie sich viel-

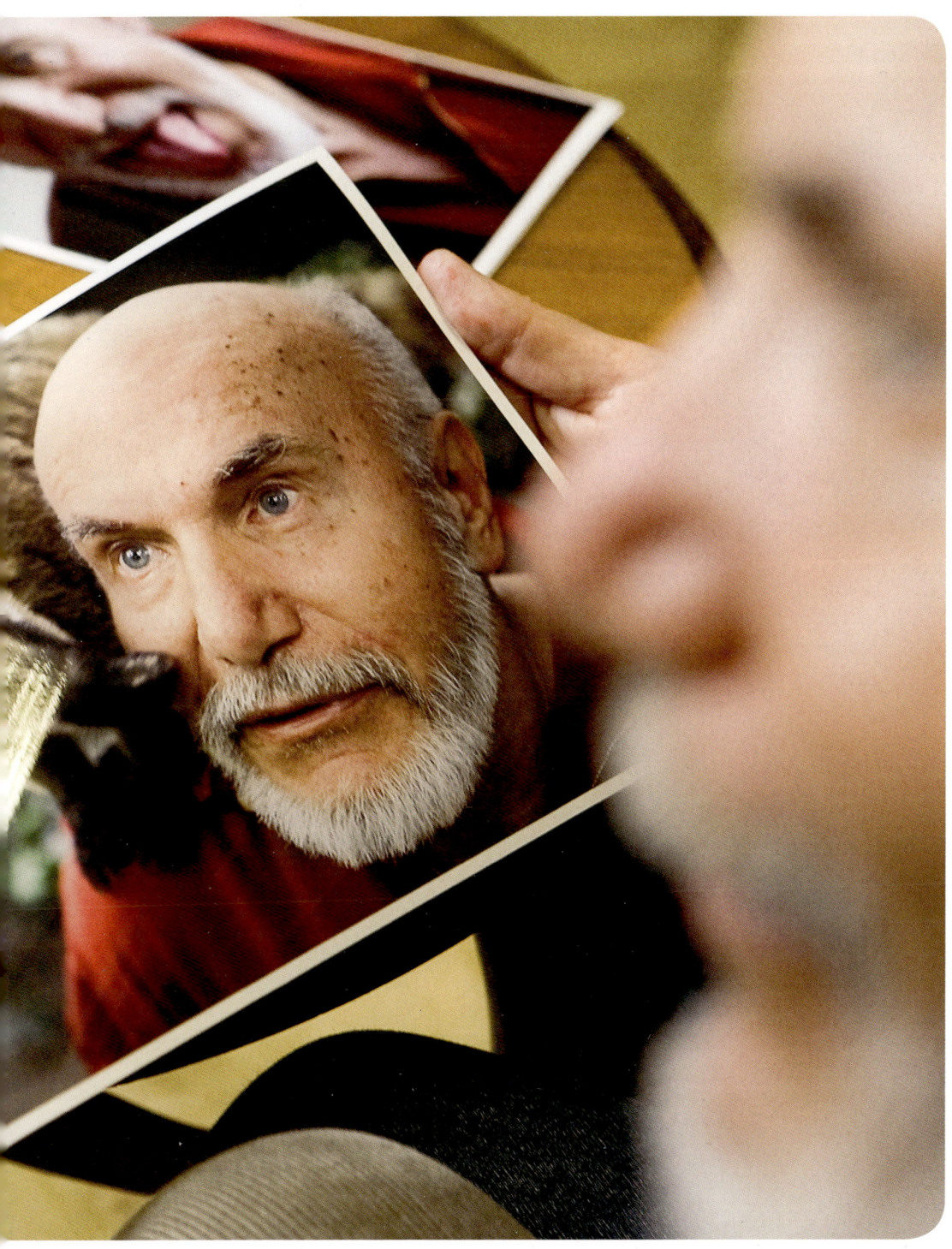

mehr, welches Bedürfnis dahintersteckt. Geht es beispielsweise um Erfolgserlebnisse, dann bestärken Sie ihn in diesem Gefühl. »Ja, du warst wirklich ein toller, kräftiger und ambitionierter Sportler und hast in dem Wettkampf alle geschlagen.« Zusätzlich können Sie folgende Methoden und Ansätze nutzen.

Gemeinsam Tagebuch schreiben

Legen Sie ein gemeinsames Tagebuch an, in dem Sie am Abend wichtige Ereignisse und Begebenheiten des Tages notieren. Nutzen Sie nicht nur Worte, sondern auch Zeichnungen und alles, was man einkleben kann. Haben Sie einen schönen Spaziergang gemacht und dabei Wilden Salbei gepflückt, dann kleben Sie einen Stängel in das Buch. Waren Sie in einem Konzert oder im Zoo, stellt die Eintrittskarte eine Gedächtnisstütze dar. Wenn Sie auf diese Weise den Tag Revue passieren lassen, können Situationen oder Missverständnisse noch einmal besprochen und geklärt werden.

Das gemeinsame Tagebuchschreiben eignet sich vor allem, wenn das Kurzzeitgedächtnis bereits nachlässt, der Betroffene aber noch den Wunsch verspürt, in der Gegenwart und Realität zu verbleiben.

Die Lebensgeschichte in einem Album festhalten

Ein Erinnerungsalbum dagegen zeichnet den vergangenen Lebensweg Ihres Ange-

Ein Erinnerungsalbum anlegen

Beim Erstellen eines Erinnerungsalbums können Sie sich an folgenden Fragen orientieren. Fangen Sie mit seiner Geburt an. Wann und wo wurde er geboren? Wie hießen seine Eltern? Was waren sie von Beruf? Wo verbrachte er die Kindheit? Hat er Geschwister? Welche Schulen hat er besucht? Gab es besondere Ereignisse in der Kindheit oder Jugend? Besaß er Tiere? Wenn ja, welche? Welche Berufsausbildung schloss sich an? Gab es ein Studium? Welchen Arbeit hat er dann ergriffen? Wo lebte er? Hat er geheiratet? Gab es einen oder mehrere Lebenspartner? Wie hießen diese und welchen Beruf hatten sie? Wie sieht es mit Kindern und Enkelkindern aus? Beschreiben Sie diese. Wo leben die Geschwister mit ihren Familien? Welche wichtigen Eckpunkte gab es in seinem Familienleben? Gab es bemerkenswerte Reisen? Was für ein Mensch ist/war er? Welche Ziele, Werte und Bestrebungen hat er in seinem bisherigen Leben verfolgt? Womit hat er sich in der Freizeit beschäftigt?

hörigen nach und bietet eine gute Stütze für sein Langzeitgedächtnis. Hier sollten alle wichtigen Stationen des Lebens chronologisch dargestellt und möglichst mit einem Foto, einer Urkunde, einem Zeugnis oder anderen Dokumenten bebildert werden. Wenn es noch geht, legen Sie das Erinnerungsalbum gemeinsam an, oder erstellen Sie es für Ihren Angehörigen. Dieses Album stellt nicht nur eine wichtige Erinnerungsstütze für den Betroffenen dar, sondern kann auch neuen Pflegepersonen helfen, seine Lebensgeschichte kennenzulernen. Es sollte also möglichst vollständig sein.

Über Vergangenes sprechen

Je mehr die Fähigkeit verblasst, aktuelle Geschehnisse zu behalten, desto mehr rückt die Vergangenheit als Gesprächsinhalt in den Vordergrund. Gehen Sie gemeinsam mit ihm auf eine Reise in die Vergangenheit, dadurch werden die verbliebenen Gedächtnisinhalte verstärkt, Sie haben gemeinsamen Gesprächsstoff, und der Demenzkranke kann sich seiner Lebensgeschichte vergewissern, was seine Identität und sein Selbstwertgefühl stärkt.

Kunst-, Musik- und Tanztherapie

Alle drei Therapieformen sprechen in erster Linie die Gefühle an und wecken die Kreativität. Ob rhythmisches In-die-Hände-Klatschen, Sitztanz oder Malen, die meisten Patienten genießen diese Form der Therapie sehr. Diese körper- und gefühlsbetonten Ausdrucksformen bleiben sehr lange erhalten und bieten im fortgeschrittenen Stadium oftmals die einzige Kommunikationsmöglichkeit, die noch geblieben ist. Gemeinsames Singen, Tanzen oder Klatschen belebt Körper und Geist gleichermaßen und weckt die Lebensfreude. Die Lieblingsmusik oder alte Kinderlieder bieten einen Zugang zu den Erinnerungen. Bei der Musiktherapie kommen meist sehr einfach zu spielende Instrumente wie Rasseln, Triangeln, Trommeln oder die eigenen Hände zum Einsatz. Die Tanztherapie trainiert die Motorik und Koordination.

Ermuntern Sie den Demenzkranken zum gemeinsamen Malen, Basteln oder Modellieren. Die Freude am kreativen Schaffen steht dabei im Vordergrund. Welche Ausdrucksformen liegen dem Betroffenen? Möglicherweise knüpfen Sie an Hobbys an oder entdecken zusammen neue Möglichkeiten. Dieses kreative Tun bietet dem Betroffenen einen Zugang zu seinen Gefühlen und zugleich eine Ausdrucksmöglichkeit, denn im Laufe der Erkrankung wird es für ihn immer schwieriger, seine Befindlichkeit in Worte zu kleiden. Diese Therapieformen gehören zu den Beschäftigungs- und Erhaltungstherapien.

Was versteht man unter Milieutherapie?

Mit Milieutherapie meint man die Anpassung der materiellen und sozialen Umwelt an die veränderten Wahrnehmungen, Empfindungen und Kompetenzen von dementen Patienten. Sie hat das Ziel, noch vorhandene Fähigkeiten zu erhalten und zu fördern. Je besser sich der Patient zurechtfindet, je sicherer er sich fühlt, desto geringer ist der Betreuungsaufwand.

Eine Milieutherapie setzt sich aus den hier erläuterten drei Kernelementen zusammen:

- Anpassung der sozialen Umgebung: Der Umgang mit dem Patienten ist durch Respekt, Akzeptanz und Partnerschaftlichkeit geprägt.
- Tagesstrukturierung: Vorgabe eines fest strukturierten Tagesablaufes, in dem sich Ruhe- und Aktivitätsphasen abwechseln. Der Patient soll sich sicher und geborgen fühlen.
- Adaption der Räumlichkeiten: Dazu gehören beispielsweise helle, gut ausgeleuchtete Räume, die Entfernung von Stolperfallen, beschilderte Türen oder offene Regale. Sie hat zum Ziel, dass sich der demente Mensch in seiner Umgebung wieder besser zurechtfindet und damit länger selbstständig leben kann. Oft genügen wenige Veränderungen, um die Orientierung wieder zu gewährleisten, wie das folgende Beispiel zeigt.

Karl P.

Er fand die Toilette nicht mehr

>> *Karl P. lebte noch allein, wurde von einem Pflegedienst und der Familie stundenweise betreut. Obwohl er nicht inkontinent war, nässte und kotete er sich ein, wofür er sich sehr schämte. Völlig verzweifelt beklagte er, dass irgendjemand seine Wohnung umgebaut und dabei das Klo vergessen habe. Was war passiert? Vom nicht sehr gut ausgeleuchteten Flur der Wohnung aus gingen vier gleiche Türen in die jeweiligen Räume ab. Herr P. fand die Tür zur Toilette nicht mehr. Der Flur wurde heller beleuchtet und an die Türen kamen beschriftete Piktogramme. Damit fand er sich wieder zurecht und konnte rechtzeitig die Toilette aufsuchen.*

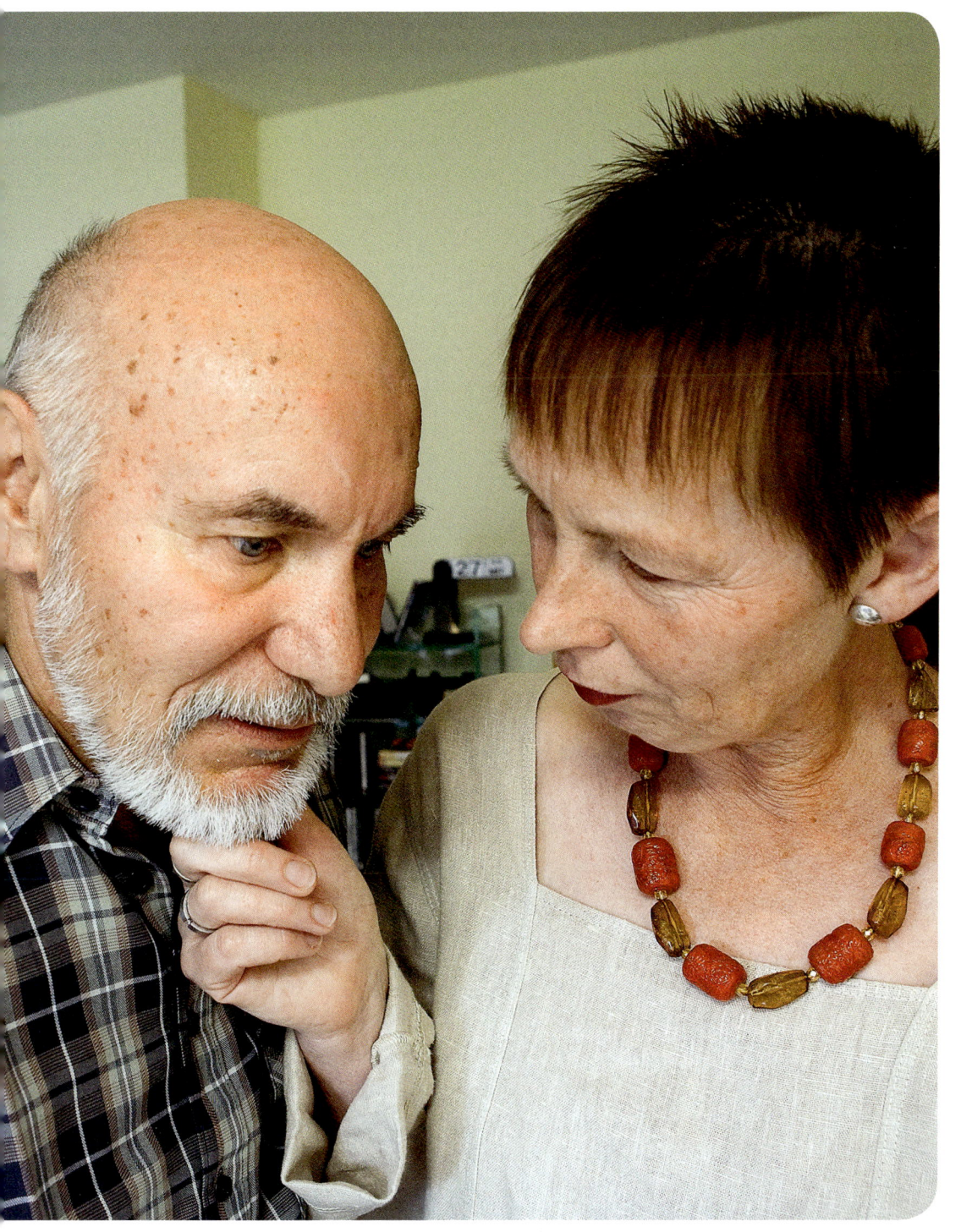

Weitere Verfahren

Beschäftigungen, die der Betroffene als sinnvoll erlebt, spielen eine wichtige Rolle. Ein Gedächtnistraining, wie es vielfach für gesunde Menschen angeboten wird, kommt dagegen nicht infrage.

Ergotherapie – sich sinnvoll beschäftigen

Ergotherapie meint die sinnvolle Beschäftigung eines Demenzkranken, die die noch vorhandenen Fähigkeiten so lange wie möglich erhält. Meist handelt es sich dabei um Hausarbeit wie Zubereitung von Speisen sowie Handarbeiten und andere handwerkliche Tätigkeiten. (Wie Sie den Betroffenen in die täglich anfallenden Hausarbeiten einbinden können oder ihn mit anderen Aktivitäten beschäftigen können, schildern wir im Kapitel »Den Alltag meistern«, Seite 147).

Gedächtnistraining: Gehirnjogging ist nicht sinnvoll

Betroffen von der Erkrankung ist zunächst die Fähigkeit, neue Informationen zu speichern. Der sicherlich gut gemeinte Versuch, den Betroffenen mit immer neuen geistigen Anforderungen zu trainieren (»Gehirnjogging«), ist daher zum Scheitern verurteilt. Vielmehr führt er dem Erkrankten seine Defizite nur noch deutlicher vor Augen. Dies frustriert und verärgert. Ein Gedächtnistraining, wie es für nicht Demenzkranke vielfach angeboten wird, ist also ungeeignet.

Wenn Gedächtnistraining jedoch spielerisch in Form von demenzgerechten Gruppenaktivitäten erfolgt, kann es auf den Betroffenen durchaus stimulierend und positiv wirken. Möglicherweise schauen Sie sich dabei einfache Übungen ab, wie z. B. auf Dinge zeigen und diese benennen lassen, um sie dann auch zu Hause durchzuführen. Leistungsdruck und Überforderung müssen dabei aber auf jeden Fall vermieden werden.

Basale Stimulation – Körperkontakt nutzen

Im Vordergrund der basalen Stimulation stehen die positiven Möglichkeiten eines Menschen, nicht seine Defekte und Defizite. Basale Stimulation ist der Versuch, sich der Lebenssituation eines kranken Menschen anzupassen und ihm für diese aktuelle Lebenssituation geeignete Wahrnehmungs-, Bewegungs- und Kommunikationsangebote zu machen.

Es wird versucht, dem Demenzkranken in schwierigen subjektiven Situationen, die durch Stress, hohe emotionale Belastung wie Angst oder Unruhe gekennzeichnet sind, eine Orientierung über den eigenen Körper und seine vorhandenen Möglichkeiten zu geben. Dies geschieht durch die Anregung von Grundbedürfnissen, z. B. nach Ruhe, Wärme, danach, gestreichelt zu werden. Indem man also die »basalen« körperlichen Bedürfnisse befriedigt und durch gezielten Körperkontakt (z. B. Arm auf die Schulter legen) Sicherheit und Geborgenheit vermittelt.

Snoezelen

Diese Bezeichnung ist eine Fantasieschöpfung aus den beiden niederländischen Wörtern »snuffelen«, d. h. schnüffeln, schnuppern, und »doezelen«, d. h. dösen, schlummern. Gemeint ist der Aufenthalt in einem gesonderten, bequemen und gemütlichen, angenehm warmen Raum. Dieser abgegrenzte Bereich ist erfüllt von leisen Klängen und Melodien, wohligen Düften und wechselndem farbigem Licht. Dabei werden sowohl eine Verbesserung der Wahrnehmung und Aufmerksamkeit als auch Entspannung und Wohlbefinden angestrebt. Der Snoezelenraum ruft auch bei demenziell erkrankten Menschen angenehme Erinnerungen wach und animiert zum Träumen. Dieses Angebot hat in den letzten Jahren in der Pflege von Menschen mit fortgeschrittener Demenz weltweite Verbreitung gefunden.

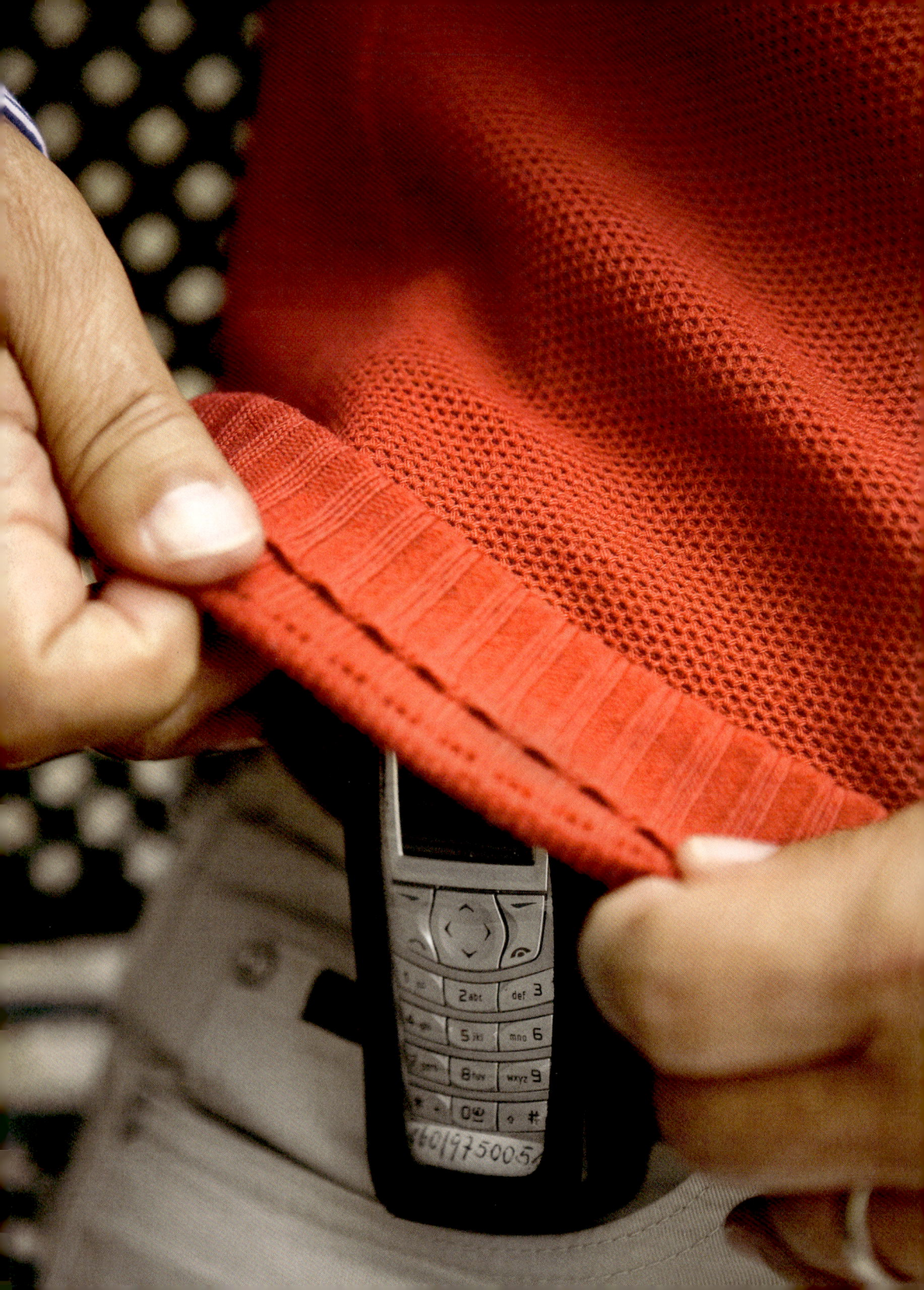

Hilfe und Selbsthilfe

Wer hilft einem bei der Pflege? Welche rechtlichen Angelegenheiten müssen geklärt werden? Wie kann man die
Selbstständigkeit des Betroffenen unterstützen?

Lassen Sie sich helfen

Wichtig ist, dass Sie sich umfassend über die Krankheit und ihre Auswirkungen informieren. Hierfür gibt es zahlreiche Informationsangebote bzw. sogenannte Psychoedukationsprogramme.

Hilfreich wäre auch, wenn Sie möglichst offen mit der Erkrankung umgehen. Es gibt keinen Grund, dass Sie oder Ihr Angehöriger sich schämen oder schuldig fühlen. Sicherlich ist es aber gut, sich erst mit der neuen Situation vertraut zu machen, bevor man Bekannte oder Nachbarn informiert.

Pflegeversicherung und Pflegegrade

Welche Unterstützung bietet die Pflegeversicherung?

Demenzkranke, die für die Verrichtungen des täglichen Lebens dauerhaft auf Hilfe und Betreuung für mindestens 90 Minuten täglich angewiesen sind, haben Anspruch auf Leistungen der Pflegeversicherung. Pflegebedürftigkeit ist auch dann gegeben, wenn der Betroffene die Verrichtungen zwar motorisch ausüben, jedoch deren Notwendigkeit nicht erkennen kann oder nicht in sinnvolles zweckgerichtetes Handeln umsetzen kann. Die Geld- oder Sachleistung (Pflegeeinsätze durch professionelle Pflegekräfte) richtet sich nach der Pflegebedürftigkeit.

Pflegestärkungsgesetze

Das Erste Pflegestärkungsgesetz (PSG I) ist am 1. Januar 2015 in Kraft getreten. Es verbessert die Rahmenbedingungen für Pflegebedürftige, Angehörige und Pflegekräfte und weitet die Unterstützung aus. Mit der Verabschiedung des

Zweiten Pflegestärkungsgesetzes (PSG II) vom 21. Dezember 2015 wird ein neuer Pflegebedürftigkeitsbegriff eingeführt. Es bildet eine neue Grundlage für die Versorgung pflegebedürftiger Menschen.

Welche Pflegegrade gibt?

- Pflegegrad 1: geringe Beeinträchtigung der Selbstständigkeit (ab 12,5 bis unter 27 Gesamtpunkte)
- Pflegegrad 2: erhebliche Beeinträchtigung der Selbstständigkeit (ab 27 bis unter 47,5 Gesamtpunkte)
- Pflegegrad 3: schwere Beeinträchtigung der Selbstständigkeit (ab 47,5 bis unter 70 Gesamtpunkte)
- Pflegegrad 4: schwerste Beeinträchtigung der Selbstständigkeit (ab 70 bis unter 90 Gesamtpunkte)
- Pflegegrad 5: schwerste Beeinträchtigung der Selbstständigkeit mit besonderen Anforderungen an die pflegerische Versorgung (ab 90 bis unter 100 Gesamtpunkte)

Man kann die Pflege nicht allein bewältigen

Einen verwirrten alten Menschen zu pflegen ist eine der schwierigsten Aufgaben überhaupt. Zu meistern ist sie nur mit Geduld, Ausdauer, Verständnis, viel Liebe und noch mehr Humor sowie der Bereitschaft, Hilfe anzunehmen und sie bei Bedarf auch einzufordern. Ohne Unterstützung der gesamten Familie, von Freunden und Nachbarn und vor allem professionellen Hilfsangeboten ist dies nicht zu bewältigen.

Kein Mensch kann 24 Stunden am Tag, sieben Tage in der Woche, 52 Wochen im Jahr immer ausgeglichen, freundlich, liebevoll und kompetent einen verwirrten Angehörigen betreuen und versorgen. Schnell ist man überfordert. Überforderung führt zu Aggressionen. Überforderte und aggressive Pflege ist aber eine schlechte Pflege. Aufgrund der hohen Belastungen in der Pflege befinden sich die Beteiligten oft in einem Teufelskreis: Stress führt zu Aggressionen, die den Betroffenen noch mehr verwirren, was wiederum zu Schuldgefühlen beim Pflegenden führt und damit den Stress verstärkt. Darunter leiden auch die eigene Gesundheit und Autonomie.

Die Hauptleistungsbeträge in Euro

Pflegegrad	Geldleistung ambulant	Sachleistung ambulant	Entlastungsbetrag ambulant zweckgebunden	Leistungsbetrag vollstationär
Pflegegrad 1	125*	–	125	125
Pflegegrad 2	316	689	125	770
Pflegegrad 3	545	1298	125	1262
Pflegegrad 4	728	1612	125	1775
Pflegegrad 5	901	1995	125	2005

* Hier keine Geldleistung, sondern eine zweckgebundene Kostenerstattung; aus www.bundesgesundheitsministerium.de

Bereiten Sie sich vor

Gerade bei Demenzkranken ist die richtige Einstufung nicht leicht. Sie müssen damit rechnen, dass sich Ihr Angehöriger beim Besuch des Medizinischen Dienstes der Krankenkassen (MDK) von seiner besten Seite zeigt, um sich keine Blöße zu geben, und auch bei einer Befragung keinerlei Hilfsbedarf zugibt. Daher ist es umso wichtiger, dass Sie den tatsächlichen Pflegeaufwand gut dokumentieren und sich von der Fachkraft unterstützen lassen. Bei dem Gespräch über den tatsächlichen Betreuungsaufwand sollte der Demenzkranke möglichst nicht anwesend sein, Ihre Schilderungen seiner Defizite würden ihn nur kränken und verärgern.

Alle Leistungen der Pflegeversicherung

- Pflegegeld
- Pflegesachleistungen
- Pflegehilfsmittel
- Verhinderungspflege
- teilstationäre Leistungen
- Kurzzeitpflege
- zusätzliche Leistungen für Wohngruppen
- wohnumfeldverbessernde Maßnahmen
- vollstationäre Pflege
- Pflege in vollstationären Einrichtungen der Hilfe für behinderte Menschen
- Entlastungsbetrag
- Übergangspflege für Menschen ohne Pflegegrad

Wie kann man einen Pflegegrad beantragen?

Um eine Eingruppierung für einen Pflegegrad zu erhalten, müssen Sie einen Antrag bei Ihrer Pflegekasse stellen.

- **Erstellung des Antrages:** Der Pflegebedürftige oder ein in seinem Auftrag handelnder Angehöriger sollte schnellstmöglich einen formlosen, schriftlichen Antrag für die Beantragung eines Pflegegrads bei der zuständigen Pflegeversicherung einreichen. Diese ist im Normalfall an die Krankenkasse angegliedert.

- **Unterstützung hinzuziehen:** Zusätzlich sollten Sie sich Unterstützung durch einen Pflegedienst holen. Dieser kann sich die Situation anschauen und Tipps zur Beantragung des Pflegegrads geben. Beziehen Sie auch die Ärzte mit ein.
- **Gutachtertermin vereinbaren:** Wenn das Formular zur Beantragung des Pflegegrads eingereicht wurde, wird sich ein Gutachter des Medizinischen Dienstes der Krankenkassen (MDK) bei Ihnen melden. Vereinbaren Sie einen kurzfristigen Begutachtungstermin, da Sie Leistungen der Pflegeversicherung erst dann erhalten, wenn Ihnen eine Pflegebedürftigkeit bescheinigt wurde und die Pflegeversicherung Ihren Antrag annimmt. Der Begutachter wird dann den Pflegebedarf prüfen und sich ein Bild der Situation machen. Bei diesem wichtigen Termin sollte der Pflegebedürftige nicht allein sein, neben Angehörigen ist ein fachkundiger Beistand durch einen ambulanten Pflegedienst sinnvoll.
- **Prüfung der Beantragung eines Pflegegrads:** Die Pflegeversicherung prüft das Gutachten und kann Ihnen bei Bedarf einen Pflegegrad attestieren. Dabei sollten Sie beachten, dass Leistungen frühestens vom Monat der Antragsstellung an gewährleistet werden.

- **Sammeln und dokumentieren:** Für eine erfolgreiche Beantragung eines Pflegegrads sammeln Sie früh alle Unterlagen (Befunde, ärztliche Berichte), die den Pflegebedarf nachweisen können, und dokumentieren Sie die täglichen Pflege- und Hilfsleistungen (z. B. in einem Pflegetagebuch), um den tatsächlichen Bedarf nachweisen zu können.
- **Wenn der Antrag abgelehnt wird:** Bei einer Pflegegradablehnung haben Sie vier Wochen Zeit, dagegen Widerspruch einzulegen.

Wenn die Pflege zu Hause nicht mehr möglich ist

Es kann der Punkt kommen, an dem Sie feststellen, dass die Pflege Ihres Angehörigen zu Hause einfach nicht mehr zu leisten ist. Möglicherweise spüren Sie nur noch Aggressionen oder Widerwillen gegen ihn, was ein Zeichen völliger Überforderung ist. Oder die Krankheit ist so weit fortgeschritten, dass nun »rund um die Uhr« medizinische Hilfe bereitstehen muss. Es gibt viele gute Gründe für die Pflege zu Hause und es gibt auch viele gute Gründe für die Pflege in einem demenzgerechten Heim. Es ist auf jeden Fall eine schwierige Entscheidung. Letztendlich können immer nur Sie und Ihre Familie entscheiden, wo der Betroffene lebt, wenn er sich selbst dazu nicht mehr äußern kann. Vielleicht kommen Sie ihm wieder näher, wenn Sie sich nicht mehr Tag und Nacht sorgen und grämen?

Sophie L.

Die Heimunterbringung war die richtige Entscheidung

>> *Die Juristin Frau L. war 38 Jahre alt, als ihre Mutter an Alzheimer erkrankte. Diese wohnte eine halbe Stunde Fahrzeit von ihr entfernt. »Ich bin also jeden Tag nach der Arbeit die 30 Kilometer zu meiner Mutter gefahren, habe für sie eingekauft, gekocht und nach dem Rechten gesehen. Meiner Mutter ging es damals sehr schlecht, sie bemerkte die Veränderungen ja noch genau und war darüber verständlicherweise sehr unglücklich.« Die Dreifachbelastung von Arbeit, eigenem und fremdem Haushalt brachte Frau L. an den Rand ihrer Kräfte. »Ich war oft bis weit in die Nacht bei meiner Mutter, weil sie nicht allein sein konnte. Meine Arbeit begann darunter zu leiden; ich war unvorbereitet, da ich kaum noch Zeit für das Aktenstudium hatte. Privatleben fand kaum noch statt, sodass es auch zu Spannungen mit meinem Lebensgefährten kam.« Immer widerwilliger fuhr sie zu ihrer Mutter, es kam ständig zu Streit. Eines Tages wurde sie dann von der Polizei aus einer Verhandlung gerufen, da ihre Mutter halb nackt durch die Gegend geirrt war. »Da wurde mir endgültig klar, dass ich dies nicht leisten kann.« Ihre Mutter kam daraufhin in ein Altenheim, das auf Demenzen spezialisiert ist. »Heute besuche ich meine Mutter dreimal in der Woche. Ich bin ausgeruht, kann mich ihr voll und ganz widmen. Ich weiß, dass sie in guten Händen ist und eine optimale Betreuung erhält. Auch wenn sie mittlerweile nicht mehr weiß, wer ich bin, freut sie sich immer, mich zu sehen – und ich freue mich, sie zu sehen. Es war die richtige Entscheidung.*

Hilfreich wäre es, diese Punkte bereits zu Beginn der Erkrankung mit dem Betroffenen selbst zu besprechen. Es ist z.B. eine große Entlastung, wenn man weiß, dass er mit einer Heimunterbringung einverstanden ist oder sie selbst ab einem gewissen Stadium gern möchte. Schauen Sie sich auch rechtzeitig nach einem passenden Pflegeheim um, das eine gute Betreuung und Pflege Demenzkranker leistet. Rechnen Sie damit, dass Wartezeiten entstehen können. Hierzu können auch Pflegeberatungsstellen wertvolle Hinweise geben.

Selbsthilfe

Wer hilft?

Die Angehörigen sollten möglichst gleichzeitig mit dem Betroffenen Hilfe suchen, zum Beispiel in einer Angehörigengruppe, bei einem Nervenarzt, bei einer Demenzberatungsstelle und durch Verteilung der Last auf mehrere Schultern. Verwandte und Freunde sind oft dankbar, wenn sie helfen können, wissen aber nicht, wie.

Nutzen Sie Beratungsstellen

Lokale Geschäftsstellen und Ortsgruppen der Deutschen Alzheimer Gesellschaft und Angehörigeninitiativen finden sich inzwischen fast im gesamten Bundesgebiet. Hier gibt es Informationen für Betroffene und Angehörige, auch über konkrete Unterstützungsangebote in Wohnortnähe. Die Alzheimer Gesellschaften und andere Beratungsstellen bieten kostenlose Beratung an, informieren über Hilfsangebote und versenden Informationsmaterialien.

Besuchsdienste – ein Laienhelfer kommt ins Haus

Für kurzzeitigen Betreuungsbedarf stehen Besuchsdienste zur Verfügung, die von Angehörigenberatungsstellen vermittelt werden. Diese Entlastungsangebote werden auch Helferkreise genannt. Im Umgang mit Demenzkranken geschulte Laienhelfer (meist sind es Helferinnen) machen mindestens einmal pro Woche einen Hausbesuch, um die Angehörigen zu entlasten. In dieser Zeit können Sie unbesorgt das Haus verlassen und Erledigungen machen oder eigenen Interessen nachgehen. Besuchsdienste arbeiten zwar ehrenamtlich, bekommen jedoch eine geringe stündliche Aufwandsentschädigung.

Diese enorme, vor allem auch große seelische Belastung führt bei mehr als der Hälfte der pflegenden Angehörigen zu depressiven Verstimmungen und anderen Erkrankungen. Daher ist es nicht nur Ihr Recht, sondern Ihre Pflicht, Hilfe anzunehmen.

- Als betreuender und pflegender Angehöriger benötigen Sie selbst auch Hilfe und Unterstützung.
- Gönnen Sie sich Auszeiten. Nur eine entspannte und ausgeruhte Pflege ist eine gute Pflege.
- Informieren Sie sich über Ihre Rechte und (finanzielle) Unterstützung.

Angehörigen- und Selbsthilfegruppen

Besuchen Sie eine Angehörigen- oder Selbsthilfegruppe. Dort finden Sie Menschen, die nachvollziehen können, wovon Sie sprechen, die vergleichbare Erfahrungen bei der Pflege eines Demenzkranken machen wie Sie und die oft wertvolle Tipps geben können. Auch werden Sie in diesen Gruppen darüber beraten, wo und wie Sie die Ihnen zustehenden Gelder beantragen können, was es mit den Pflegestufen auf sich hat oder wie sie an einen Schwerbehindertenausweis

Wichtige Adressen

Weitere Informationen finden Sie u. a. hier:

- Bundesministerium für Gesundheit (www.bundesgesundheitsministerium.de)
- Deutsche Alzheimer Gesellschaft (www-deutsche-alzheimer.de)
- Verbraucherzentrale Bundesverband (www.verbraucherzentrale.de)
- KV-Media – Medien für die Kranken- und Pflegeversicherung (www.kv-media.de)
- Pflegeportale (www.pflege.de)
- Stiftung Warentest (www.test.de)

Informationsangebote für Angehörige

Je besser der pflegende Angehörige über die Begleiterscheinungen einer Demenz informiert ist, desto leichter kann er damit umgehen. Bei verschiedenen Informationsangeboten für Verwandte wird über Ursache und Ausprägung der Verhaltensauffälligkeiten der Erkrankten informiert und der Umgang damit trainiert. Auf diese Weise sollen Überforderungssituationen und eine allgemeine Überlastung der Betreuungsperson vermieden werden. Dazu gehört auch die Information über

Unterstützungsangebote wie ambulante Pflege, Tagespflege, Betreuungsgruppen oder Selbsthilfegruppen. An einigen Gedächtnissprechstunden von Kliniken werden auch psychosoziale Interventionen für Angehörige und Patienten, die meist von einem Psychologen- und Ärzteteam betreut werden, angeboten. Neben dem Austausch mit anderen pflegenden Angehörigen bietet sich hierbei auch die Gelegenheit, im Einzelgespräch individuelle Probleme zu erörtern.

für den Betroffenen kommen. Darüber hinaus bieten die meisten Gedächtnisambulanzen oder geronto-psychiatrische Einrichtungen zahlreiche Informationsangebote bzw. sogenannte Psychoedukationsprogramme an, bei denen Sie sich zu verschiedenen Themen informieren können.

Pflegeberatung und -stützpunkte

Patienten und Angehörige können sich kostenlos und individuell beraten und bei der Inanspruchnahme von Angeboten begleiten lassen. Eine Pflegeberatung wird von Mitarbeitern der Pflegeversicherung durchgeführt. Alternativ stehen sogenannte Pflegestützpunkte zur Verfügung, wenn sich das jeweilige Bundesland für ihren Aufbau entschieden hat.

Schaffen Sie sich einen Helferkreis

Man kann sich auch selbst einen Helferkreis aufbauen in dem Sinne, dass man Familienmitglieder, Verwandte, Freunde, Bekannte und Nachbarn, einfach alle, die gewillt sind mitzuhelfen, einbindet. Entweder übernehmen sie einen Teil der Pflege oder sie entlasten Sie bei Ihren sonstigen Pflichten wie Hausarbeit, Einkaufen, Gartenarbeit usw., eben allem, was man delegieren kann.

Sind Sie skeptisch? Es stimmt, zunächst ist es tatsächlich mehr Aufwand, jemanden zu organisieren, der die Wäsche zur Reinigung bringt, als es eben selbst zu machen. Und auch die Absprachen, die Termine und Zuständigkeiten müssen zunächst mit allen Helfern geklärt werden. Zu Beginn muss man also viel aufklären, diskutieren und organisieren. Man muss auch ausprobieren, wer sich für welche Aufgaben eignet. Und auch der Demenzkranke hat natürlich ein Wörtchen mitzureden, möglicherweise will er gar nicht mit der Nachbarin spazieren gehen oder mit dem Enkel spielen.

Aber wenn sich das Ganze nach einer Weile eingespielt und sich die Spreu vom Weizen getrennt hat, ist es eine echte Entlastung. Nicht jeder, der gern helfen möchte, ist auch dazu geeignet. Einfühlungsvermögen, Geduld und Verlässlichkeit muss er mitbringen, aber alles pflegerische Wissen kann er in speziellen Kursen, die u. a. von den Pflegekassen angeboten werden, lernen. Für Sie als Hauptpflegekraft ist so ein Pflegekurs selbstverständlich ebenfalls hilfreich.

Sie können sich bei der Planung Ihres Helferkreises von einer Fachkraft einer Angehörigenberatungsstelle unterstützen lassen. Wir empfehlen, den Helferkreis möglichst frühzeitig zu etablieren, auf jeden Fall aber bevor Sie am Ende Ihrer Kräfte sind! Wenn dieser Kreis schon zu Beginn der Demenz steht, kann der Betroffene eventuell noch aktiv an der Gestaltung teilnehmen und er hat auch die Chance, mit den Personen vertraut zu werden. Wir haben ja schon darauf hingewiesen, dass Demenzkranke im weiteren Verlauf sehr verunsichert oder aggressiv auf neue und für sie fremde Personen reagieren können.

Pflegestützpunkte sind regionale Anlauf-stellen, die konkrete Informationen zu wohnortnah verfügbaren pflegerischen, sozialen und medizinischen Leistungen bieten. Pflegestützpunkte sollen eine erste, neutrale Anlaufstelle für Informa-tionen und Beratung sein, und sie sollen den organisatorischen Aufwand bei der Beantragung von Leistungen reduzieren. Nicht nur Personen, denen bereits ein Pflegegrad zugeordnet ist, können sich beraten lassen. Auch vorpflegerische Maßnahmen, wie beispielsweise Un-terstützung im Haushalt und Wohnbe-reich, sind Teil der Beratung. Bei einem Pflegestützpunkt bekommt der Hilfesu-chende Auskunft zu so unterschiedlichen Themen wie Pflegedienste, Tagespflege, Kurzzeitpflege, Heime, Wohngemein-schaften, ehrenamtliche Dienste, Laien-helfer, Mahlzeitendienste, haushaltsnahe Dienstleistungen, Selbsthilfegruppen, Palliativdienste, Hospize, Sanitätshäuser, MDK, Leistungen der Pflegekassen und Krankenkassen. Durch die Auskünfte bei einer ortsnahen zentralen Anlaufstelle soll vermieden werden, dass Betroffene »von Pontius nach Pilatus« laufen müs-sen, bis endlich alle Fragen der Betreuung und Pflege geregelt sind. Welchen Pfle-gestützpunkt Sie in Anspruch nehmen, steht Ihnen frei. Es gibt keine Vorschrif-ten und keinen Zwang, den nächstgele-genen Pflegestützpunkt aufzusuchen. Es ist ebenso möglich, sich auf Wunsch von einem Pflegeberater daheim beraten zu lassen.

Wie kann man mit Wut, Ohnmacht und Aggression umgehen?

Die meisten pflegenden Angehörigen be-richten, dass bei ihnen auch mal immer wieder Gefühle wie Wut, Ohnmacht, Angst, Frustration und Aggression auftre-ten. Diese Gefühle sind völlig normal und in Ordnung. Sie erleben, wie ein Mensch, den Sie lieben, sich komplett verändert. Es wäre dagegen unnatürlich, wenn Sie das vollkommen kalt ließe.

Viele Angehörige berichten über ein schlechtes Gewissen, weil ihnen immer mal wieder der Kragen platzt und sie sich mit dem Patienten streiten oder wütend reagieren. »Ich schimpfe mit meiner Mutter und meine doch eigentlich die Krankheit«, sagte Frau K.

Auch das ist normal und verständlich. Ihre Gefühle werden verletzt, auch Sie können nicht ständig ausgeglichen und ruhig sein. Demenzkranke können nicht nur sehr fordernd, sondern auch sehr verletzend und beleidigend sein. Die ständigen Wiederholungen, zweistün-diges ununterbrochenes Rufen oder Klop-fen, die abrupten Stimmungsschwankun-gen zerrütten die Nerven.

Für eigenen Ausgleich sorgen

Diese Situationen hält keiner ununter-brochen aus, ohne gereizt zu reagieren. Es gibt kein Geheimrezept, wie man die als negativ erlebten Gefühle wegzaubern könnte. Und das ist auch weder nötig noch sinnvoll. Wenn Sie spüren, dass Sie

Was sind Pflegestütz-punkte?

In regionalen Pflegestützpunkten bekommen Patienten oder Angehörige kostenlos:

- Auskunft und Beratung zu sämtlichen pflegerischen Belangen
- unabhängige Informationen über die Angebote von Verbänden, Kassen und Kommunen
- eine koordinierte Übersicht aller regionalen Versorgungs-, Betreuungs- und Unterstützungsangebote
- einen individuellen Versorgungsplan
- Hilfestellung bei der Inanspruchnahme dieser Angebote und Leistungen

gerade einmal wieder an Ihre Grenzen kommen und Wut in Ihnen hochsteigt, sollten Sie möglichst den Raum verlassen, damit sich das Gewitter nicht über dem Demenzkranken entlädt. Wie man dann selbst Wut oder Aggressionen ausagiert, ist individuell unterschiedlich. Wichtig ist, dass Sie diese Gefühle nicht in sich hineinfressen, sondern regelmäßig dafür sorgen, dass Sie Dampf ablassen können, z. B. durch Sport und Bewegung oder auch durch Gespräche. Damit das Gefühlsleben in einem natürlichen Gleichgewicht bleibt, braucht man immer wieder Zeiten, in denen man unbeschwert und fröhlich sein kann, in

denen alle Sorgen für eine Weile von einem abfallen. Deshalb brauchen Sie regelmäßig Auszeiten und Unterstützung von anderen Menschen. Wenn das Leben nur noch aus Angst, Frustration und Sorgen besteht, macht einen das auf lange Sicht krank.

Es nicht persönlich nehmen

Eine kleine Hilfe im Umgang mit dem demenzkranken Angehörigen ist, sich immer wieder vor Augen zu führen, dass seine unangemessenen Reaktionen, die Beleidigungen, Verweigerungen und ständigen Wiederholungen weder bewusst, noch absichtlich oder gar bösartig geäußert werden. Es sind alles Folgen der Erkrankung. Manchmal hilft das, um es nicht ganz so persönlich zu nehmen.

Störendes ausblenden

Ein weiterer Tipp wäre, Strategien zu entwickeln, manche Verhaltensweisen möglichst zu ignorieren oder aus der eigenen Wahrnehmung auszublenden. Diese Ausblendtechniken benutzen wir ständig, ohne uns dessen bewusst zu sein. Wenn beispielsweise die Wasch- oder Spülmaschine läuft, kann das – zumindest bei älteren Geräten – ziemlich laut sein, dennoch stört es einen meistens nicht, weil man es aus der Wahrnehmung ausblendet. Ein anderes Beispiel ist Verkehrslärm. Wenn man an einer viel befahrenen Straße wohnt, nimmt man die Verkehrsgeräusche gar nicht mehr bewusst wahr; andere Menschen, die nur mal zu Besuch kommen, stört der

Lärm dagegen sehr. Damit man Geräusche ausblenden kann, muss man sie als »nicht relevant« für einen persönlich bewerten. Das heißt, alle Geräusche, die der Demenzkranke macht, während er sich eigentlich ganz zufrieden mit etwas beschäftigt, kann man am leichtesten ausblenden.

Je mehr man die vielen störenden und zu Anfang auch sehr nervenden Verhaltensweisen des Betroffenen als nicht änderbare Gegebenheiten ansieht, desto weniger werden sie zur Last.

Vorsorge und rechtliche Aspekte

Schwerbehindertenausweis

Die Alzheimer-Demenz wird ab einem gewissen Schweregrad als Schwerbehinderung anerkannt. Ein Ausweis hierfür muss beim Versorgungsamt beantragt werden. Auf ihm werden der Grad und die Merkmale (Merkzeichen) der Behinderung aufgeführt. Das Merkzeichen H steht für Hilflosigkeit, G für Gehbehinderung (beim Demenzkranken durch die örtliche Desorientierung gegeben), B für die erforderliche Begleitung und RF für die Befreiung von der Rundfunkgebührenpflicht. Der Schwerbehindertenausweis führt zu einigen finanziellen Erleichterungen. Zum Beispiel sind Fahrten mit öffentlichen Verkehrsmitteln für den Betroffenen und die erforderliche Be-

gleitperson kostenlos oder ermäßigt. Bei der Einkommenssteuererklärung können z. B. die Kosten für eine Haushaltshilfe geltend gemacht werden.

Das Betreuungsrecht

»Rechtliche Betreuung« bedeutet, dass ein gerichtlich bestellter Betreuer die rechtlichen Angelegenheiten für jemanden erledigt, der dazu nicht mehr in der Lage ist. Betreuer wird in der Regel ein naher Angehöriger, in einigen Fällen auch ein neutraler Dritter.

Das Prinzip der Betreuung besteht darin, einen Demenzkranken in rechtlichen Angelegenheiten zu unterstützen. Dabei sollen verbliebene Fähigkeiten zur Selbstbestimmung so weit wie möglich beachtet und Wünsche zur Person des Betreuers und zur Durchführung der Betreuung erfüllt werden. Dieses Selbstbestimmungsrecht findet seine Grenzen, wenn die Wünsche des Demenzkranken seinem Wohl entgegenstehen.

Das Betreuungsverfahren wird in der Regel auf Antrag eines Angehörigen beim Betreuungsgericht (Amtsgericht) am Wohnort des Betroffenen eingeleitet. Grundsätzlich kann jeder eine Betreuung anregen. Ein Antrag kann jedoch nicht vorsorglich für die Zukunft gestellt werden, sondern erst dann, wenn Betreuungsbedürftigkeit tatsächlich eingetreten ist.

Vorsorgevollmacht, Betreuungsverfügung, Patientenverfügung und Testament

Zu Beginn der Krankheit sollte man vorausschauend denken und Vorsorge in rechtlichen Angelegenheiten treffen, damit das geschieht, was Sie für sich selber wünschen. Es gibt vier wichtige Bereiche, um die Sie sich kümmern können und sollten. Wir empfehlen Ihnen hierzu ausdrücklich, Ihren behandelnden Hausarzt miteinzubeziehen.

Vorsorgevollmacht

Damit können Sie eine bestimmte Person bevollmächtigen, für Sie zu handeln, wenn Sie eines Tages dazu nicht mehr in der Lage sind (z. B. bei Geldangelegenheiten). Eine vertraute Person wird zum Vertreter des Betroffenen eingesetzt, um dessen Interessen wahrzunehmen. Dies gilt, falls der Betroffene krankheitsbedingt keine eigenen Entscheidungen mehr treffen kann. Diese Vollmacht wird also in »gesunden Tagen« für den Krankheitsfall errichtet. Sie kann sich auf alle im Krankheitsfall regelungsbedürftigen Angelegenheiten erstrecken.

Die Formulare für eine Vollmacht stellt z. B. das Bundesministerium der Justiz und für Verbraucherschutz (www.bmjv. de) im Internet zur Verfügung; sie können dort heruntergeladen werden.

Betreuungsverfügung

Damit können Sie eine oder mehrere Personen bestimmen, die für Sie als

Weiterführende Literatur

- Deutsche Alzheimer Gesellschaft (www.deutsche-alzheimer.de)
- Bundesministerium der Justiz (www.bmj.de)

rechtliche Betreuer (nach dem Betreuungsgesetz) handeln, wenn dies erforderlich werden sollte (z. B. meine Tochter soll verantwortlich sein, wenn es um meine ärztliche Behandlung geht). Sind Demenzkranke nicht mehr in der Lage, für sich selbst zu sorgen, wird in der Regel ein rechtlicher Betreuer bestellt. Grundsätzlich hat der durch das Betreuungsgericht bestellte Betreuer im Rahmen seiner Tätigkeit die Wünsche des Kranken zu respektieren, soweit sie nicht dessen Wohl gefährden. Können Demenzkranke ihre Wünsche nicht mehr äußern, sind Betreuer auf Vermutungen angewiesen. Die Entscheidungen haben sich dann am Wohl des Kranken zu orientieren. Dies kann dazu führen, dass besonders bei einschneidenden Schritten wie etwa künstlicher Ernährung oder freiheitsentziehenden Maßnahmen eine Entscheidung getroffen wird, die zwar dem Wohl, aber nicht dem Willen des Betroffenen entspricht.

Patientenverfügung

Alle ärztlichen Maßnahmen bedürfen der Einwilligung des Patienten. Für den Fall, dass man gegebenenfalls eines Tages dazu nicht mehr in der Lage ist, ist eine Patientenverfügung wichtig. Damit kann man beispielsweise bestimmen, ob alles medizinisch Mögliche getan werden soll, wenn man in einem lebensbedrohlichen Zustand sein sollte. Für medizinische Maßnahmen und Eingriffe existiert neben Vorsorgevollmacht und Betreuungsverfügung mit der Patientenverfügung eine weitere Möglichkeit für Demenzkranke, ihr Selbstbestimmungsrecht durchzusetzen. Jede ärztliche Behandlung bedarf der rechtswirksamen Einwilligung des Patienten, sonst würde sich der Arzt der Körperverletzung strafbar machen. Dies setzt voraus, dass der Patient in einer für ihn verständlichen Form hinreichend aufgeklärt wurde und dadurch in der Lage war, entsprechend zu entscheiden. Das Erfordernis der Einwilligung entfällt nur, wenn der Patient bewusstlos oder aus einem anderen Grund nicht einwilligungsfähig ist. Dann darf der Arzt in Notfällen Maßnahmen nach eigenem Ermessen unter Beachtung der »Regeln ärztlicher Kunst« durchführen. Unterlässt der Arzt bei Einwilligungsunfähigkeit eine gebotene Maßnahme, kann er sich wegen unterlassener Hilfeleistung strafbar machen. Der Arzt befindet sich daher bei Patienten mit Demenz häufig in einer Konfliktsituation. Eine Entscheidungshilfe gibt die Patientenverfügung.

Musterformulare können z. B. bei dem Bundesministerium der Justiz und für Verbraucherschutz (www.bmjv.de), der Bundesärztekammer (www.bundesaerz-tekammer.de) oder dem Bundesanzeiger Verlag (www.bundesanzeiger-verlag.de) heruntergeladen werden.

Testament
In einem Testament kann man bestimmen, was nach dem Tod mit dem Geldvermögen, den Immobilien usw. geschehen soll. Es muss mit Datum versehen und eigenständig unterschrieben sein. Neben dem privaten handschriftlichen Testament gibt es das öffentliche notarielle Testament. Weitere Informationen dazu finden Sie beim Bundesministerium der Justiz und für Verbraucherschutz (www.bmjv.de).

Autofahren und Demenz

Für viele Menschen mit Demenz bedeutet selbstständiges Autofahren Unabhängigkeit und die Chance, an vielerlei Aktivitäten teilzuhaben. Zu Beginn der Krankheit können manche Betroffene noch sicher Auto fahren. Wenn die Erkrankung fortschreitet, ist das nicht mehr der Fall und die Betroffenen gefährden sich und andere. Dies gilt es zu verhindern und gleichzeitig andere Möglichkeiten zu finden, um die Mobilität und Teilhabe von Menschen mit Demenz zu sichern.

Kann eine kognitive Störung/Demenz die Fahreignung beeinträchtigen?
Ja! Zu Beginn der Erkrankung ist es häufig noch möglich, nachlassende Fähigkeiten (z. B. in Wahrnehmung und

Reaktionsfähigkeit) zu kompensieren. Im Verlauf der Krankheit ist jedoch immer mit einem Erlöschen der Fahrtauglichkeit zu rechnen: Nach den Begutachtungsleitlinien zur Kraftfahreignung besteht keine Fahrtauglichkeit [...] »wer unter einer ausgeprägten senilen oder präsenilen Demenz« oder »unter einer schweren altersbedingten Persönlichkeitsveränderung leidet« [...] »und nicht in der Lage ist, den gestellten Anforderungen zum Führen von Kraftfahrzeugen [...] gerecht zu werden«.

Mögliche Beeinträchtigungen beim Autofahren sind u. a.:
- Orientierungsstörungen
- Probleme, Entfernungen und Geschwindigkeiten einzuschätzen
- Übersehen von Verkehrskennzeichen
- verlangsamte Reaktionszeiten
- Missachten von Verkehrsregeln
- unberechenbares Fahrverhalten
- Überforderung, mangelnde Fähigkeit zur Aufmerksamkeitsteilung
- Einschränkungen der Beweglichkeit

Welches Risiko gehe ich ein?
In Deutschland ist jeder selbst dafür verantwortlich, für seine Fahrtauglichkeit zu sorgen. Wenn man mit seinem Fahrstil der Polizei auffällt, kann diese ein fachärztliches Gutachten anfordern. Wenn man in einen Unfall verwickelt ist, egal ob selbst verschuldet oder durch andere, kann die Versicherung des Unfallgegners die Fahrtauglichkeit anzweifeln und sich weigern, die Schadenssumme zu übernehmen.

Rechtssituation und Vorsorgepflicht
Die Gesetzgebung gibt vor, dass das Führen von Kraftfahrzeugen nur bei entsprechender Eignung erlaubt ist. Dafür müssen die notwendigen körperlichen und psychischen Voraussetzungen gegeben sein (§ 2 Abs. 4 StVG). Im Rahmen einer hirnorganischen Erkrankung kann laut Gesetz die Fahreignung des Erkrankten infrage gestellt werden (§ 11 und § 46 sowie Anlage 4 FeV).

Nach § 2 Abs. 1 der Fahrerlaubnisverordnung ist jeder verpflichtet, Vorsorge zu treffen, dass er andere Verkehrsteilnehmer nicht gefährdet. Dies bedeutet, jeder muss bei bestimmten Erkrankungen oder der Einnahme bestimmter Medikamente eigenverantwortlich überprüfen, ob er weiterhin ein Kraftfahrzeug fahren kann! Nach § 315c Abs. 1 des StGB ist das Führen eines PKW u. a. bei bekannten fahrrelevanten geistigen und körperlichen Mängeln strafbar.

Zudem ist es möglich, dass die Kfz-Versicherung nicht für Schäden haftet, den ein Verkehrsteilnehmer, bei dem eine Demenz diagnostiziert wurde, verursacht hat!

Wer testet die Fahrtauglichkeit?
Die behandelnden Ärzte sollten bei vorliegenden Einschränkungen darauf hinweisen, dass dadurch die Fahreignung

beeinträchtigt sein kann und überprüft werden sollte.

Eine Beurteilung der Fahreignung erfolgt u. a. anhand standardisierter neuropsychologischer Tests sowie durch eine ärztliche Beurteilung der Motorik und Wahrnehmung. Neuropsychologische Tests geben jedoch nicht immer ausreichend Hinweis auf die Fahrtauglichkeit. So gibt es nur einen schwachen Zusammenhang zwischen Ergebnissen in der neuropsychologischen Prüfung und der Fahrtauglichkeit zu Beginn der Erkrankung, während bei starker Beeinträchtigung eine Fahrtauglichkeit ausgeschlossen ist. Reaktionsfähigkeit und praktische Fahrtauglichkeit sollten deshalb gegebenenfalls durch eine praktische Fahrprüfung bei geeigneten Fahrschulen, Rehabilitationskliniken oder auch beim ADAC-Fahr-FitnessCheck erfolgen.

Diese Tests und die damit verbundenen Bescheinigungen sichern bei positivem Bescheid zwar ein Stück weit ab, aber nie zu 100 Prozent, da zu jeder Zeit die Fahrtauglichkeit in einer speziellen (Unfall-) Situation angezweifelt werden kann. Die Fahreignung muss daher in regelmäßigen Abständen überprüft werden (je nach Erkrankung alle 6–12 Monate).

Weiterführende Informationen

- Bundesanstalt für Straßenwesen: Begutachtungsstellen für Fahreignung geordnet nach Postleitzahlen: www.bast.de
- Kraftfahrt-Bundesamt (www.kba.de)

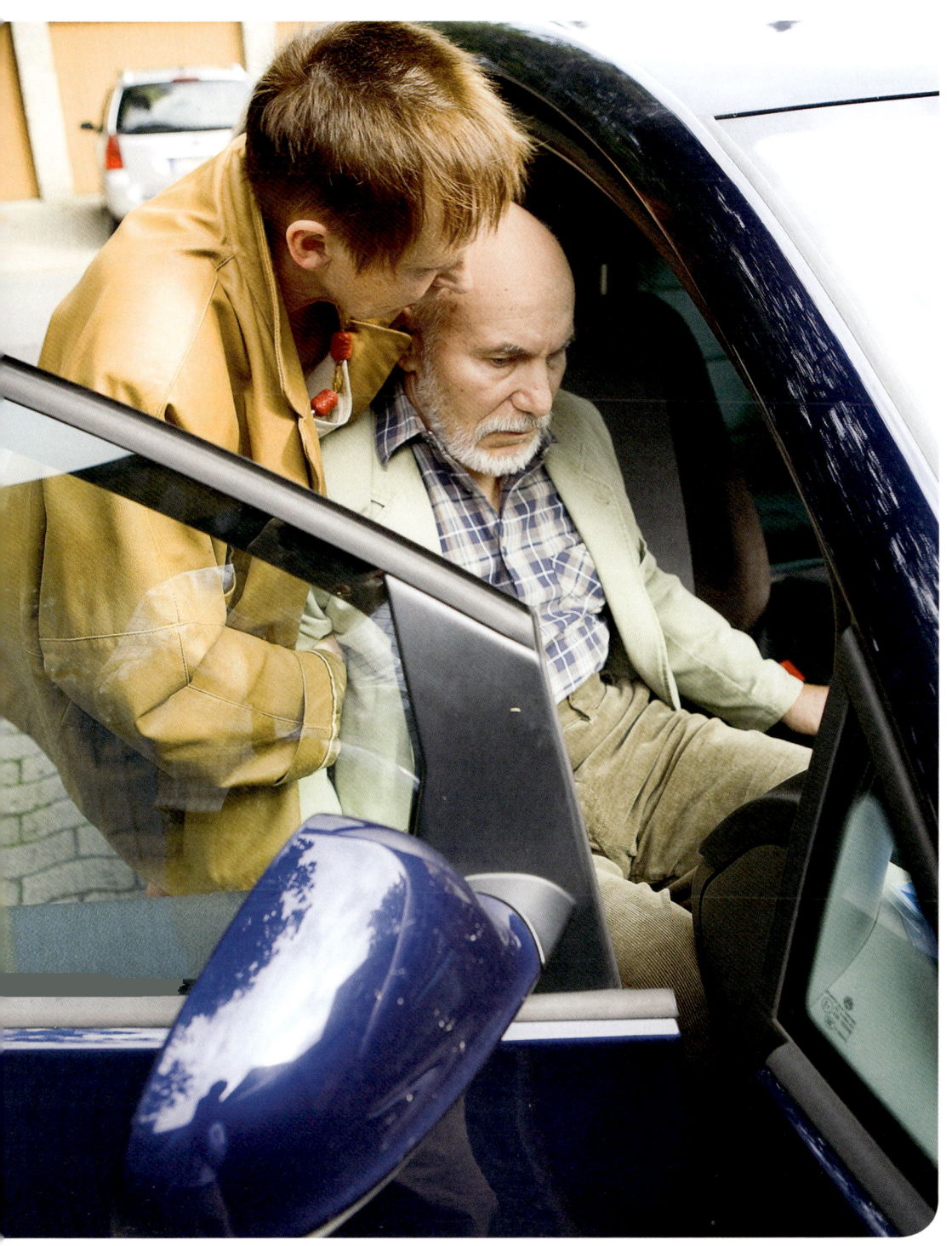

Kommunikation – in Kontakt bleiben

Die Erkrankung schränkt die Kommunikationsfähigkeit immer stärker ein. Dennoch ist es wichtig, im Rahmen der jeweiligen Fähigkeiten des Betroffenen in Kontakt und »im Gespräch zu bleiben«.

Wie gelingt die Verständigung? Auf welche Weise kann man Missverständnisse und Kränkungen vermeiden? In welcher Form drücke ich mich am besten aus? Es ist hilfreich, bei der Kommunikation mit einem Demenzkranken bestimmte Regeln zu beachten.

Fehler ignorieren

Der Demenzkranke begeht häufig sprachliche Fehler, drückt sich umständlich oder ungenau aus. Es nützt ihm jedoch überhaupt nichts, wenn Sie ihn verbessern oder auf seine Defizite hinweisen. Im Gegenteil, er fühlt sich kontrolliert und bevormundet und wird unter Umständen aggressiv auf Ihre Korrektur reagieren. Im eigenen Interesse sollten Sie sich alle schulmeisterlichen Tendenzen im Umgang mit ihm abgewöhnen. Übergehen Sie Fehler oder beruhigen Sie ihn mit sanften Worten, falls er sich selbst darüber ärgern sollte, damit, dass jeder Mensch Fehler macht und es nicht so schlimm gewesen sei. Alle Belehrungen dagegen würden ihn nur kränken. Und Kränkungen treffen einen Demenzkranken besonders hart, weil er die Fähigkeit, sich selbst zu trösten und zu beruhigen, nicht mehr hat.

Verständigungsprobleme umschiffen

Es dauert oft eine Weile, bis ein Demenzkranker ein bestimmtes Wort oder eine Formulierung gefunden hat, die er sucht.

Man sollte ihm nicht vorschnell unterbrechen oder versuchen, den Satz für ihn zu beenden. Möglicherweise wollte er etwas anderes sagen oder fühlt sich durch Ihre Ungeduld unter Druck gesetzt. Erst wenn Sie den Eindruck haben, er kommt einfach nicht mehr selbst drauf, könnten Sie ihm ein passendes Wort vorschlagen und nachfragen, ob dies das gesuchte Wort sei.

Aufmerksamkeit fördern

Achten Sie auch darauf, dass Ihre Unterhaltung nicht durch einen laufenden Fernseher, die surrende Spülmaschine oder Straßenlärm erschwert wird. Das würde die Verständigung und die erforderliche Konzentration unnötig erschweren. Am besten sitzen Sie sich bei einer Unterhaltung gegenüber. Verzettelt er sich oder verliert er den Faden? Dann führen Sie ihn behutsam zum eigentlichen Thema zurück, ohne auf den Schlenker weiter einzugehen.

Zu lange Sätze vermeiden

Am einfachsten sind Sätze zu verstehen, die nur eine Aussage haben. Zum Beispiel: »Ich gehe jetzt zum Einkaufen.« Bei komplizierten Sätzen mit Einschüben und Nebensätzen besteht die Gefahr, dass Ihr Angehöriger am Ende Ihres Satzes den Anfang schon vergessen hat und damit die gesamte Satzaussage nicht verstehen kann. Wollen Sie einen bestimmten Zusammenhang oder eine kleine Begebenheit erzählen, unterteilen Sie die Sachverhalte auch wieder in kleine Bruchstücke und machen Sie jeweils kurze Sätze daraus, die Sie mit Pausen unterteilen. Sprechen Sie zudem langsam und deutlich.

Namen und Aussagen wiederholen

Auch die Verwendung von Pronomen, die sich auf zuvor genannte Personen beziehen, erschwert das Verständnis, weil sie eine Merkspanne voraussetzen, über die ein Demenzkranker meist nicht mehr verfügt. Sinnvoller ist es, die Person, von der Sie sprechen, in jedem Satz namentlich zu nennen. Genauso sollte man für den Angehörigen wichtige Aussagen mehrmals wiederholen. Achten Sie darauf, dass das Schlüsselwort am Ende des Satzes auftaucht, oder wiederholen Sie es noch einmal. Wollen Sie das Thema wechseln, machen Sie das nicht abrupt und unvermittelt, sondern schließen Sie erst das eine in Ruhe ab, machen Sie eine Pause und beginnen Sie dann mit dem Neuen. Man kann den Themenwechsel auch explizit ankündigen.

Auf Ironie verzichten

Scherze, bei denen man etwas anderes sagt, als man meint, führen zur Verwirrung. Die vielfältigen Denk- und Urteilsschritte, die erforderlich sind, um ironische Bemerkungen zu verstehen, können nicht mehr vollzogen werden. Sagen Sie also grundsätzlich nur das, was Sie tatsächlich meinen. Das bezieht sich auch auf die Art und Weise, wie man etwas ausdrückt. Die indirekte Formulierung »Dein Rasierapparat ist auch schon ganz eingestaubt« wird der Betroffene nicht als Hinweis auffassen, dass es an der Zeit wäre, sich zu rasieren. Bestenfalls versteht er, dass es im Bad staubig ist. Bei »Ich würde mich freuen, wenn du dich jetzt rasieren würdest« oder »Bitte rasiere dich jetzt« ist zumindest das Verständnis gegeben. Ob er dieser Bitte nachkommt, steht auf einem anderen Blatt. Eventuell benötigt er dazu auch mehr Hilfestellung.

Wie kann man den Austausch verbessern?

Bei der Kommunikation mit einem Demenzkranken ist es besonders bedeutsam, aktiv zuzuhören. Was ist damit gemeint? Wir sind auf schon darauf eingegangen, dass hinter einer Aussage häufig ein bestimmtes Grundbedürfnis steckt, das befriedigt werden will. Konzentriert man sich also nur auf den Inhaltsaspekt, nimmt man nur die häufig verworrenen Bruchstücke wahr, mit denen man nur wenig anfangen kann. Wenn man dagegen seine Antennen für das Gefühl und die Stimmung in der beschriebenen Situation ausfährt, versetzt einen das in die Lage, dem Betroffenen diese Gefühle zu spiegeln, Verständnis zu signalisieren und fürsorglich zu reagieren. Fühlt Ihr demenzkranker Angehöriger sich ernst genommen und angenommen, erleichtert das Ihr Zusammenleben ungemein.

Achten Sie auf Gefühle und Gefühlsregungen

Menschen können sich auch auf einer Gefühlsebene austauschen. Denken Sie daran, dass das Gefühlsleben bei Demenzkranken erhalten bleibt. Demenziell erkrankte Menschen registrieren und verarbeiten Stimmungen und Einstellungen ihres Gegenübers auf der Gefühlsebene, auch wenn sie dafür keinen sprachlichen Ausdruck mehr finden können. Versuchen Sie, Vertrauen herzustellen, aufrechtzuerhalten und dieses nicht zu enttäuschen oder infrage zu stellen – auch wenn das manchmal schwerfällt. Achten Sie auf Gefühlsregungen des Kranken und versuchen Sie, darauf einzugehen und einfühlsam zu reagieren.

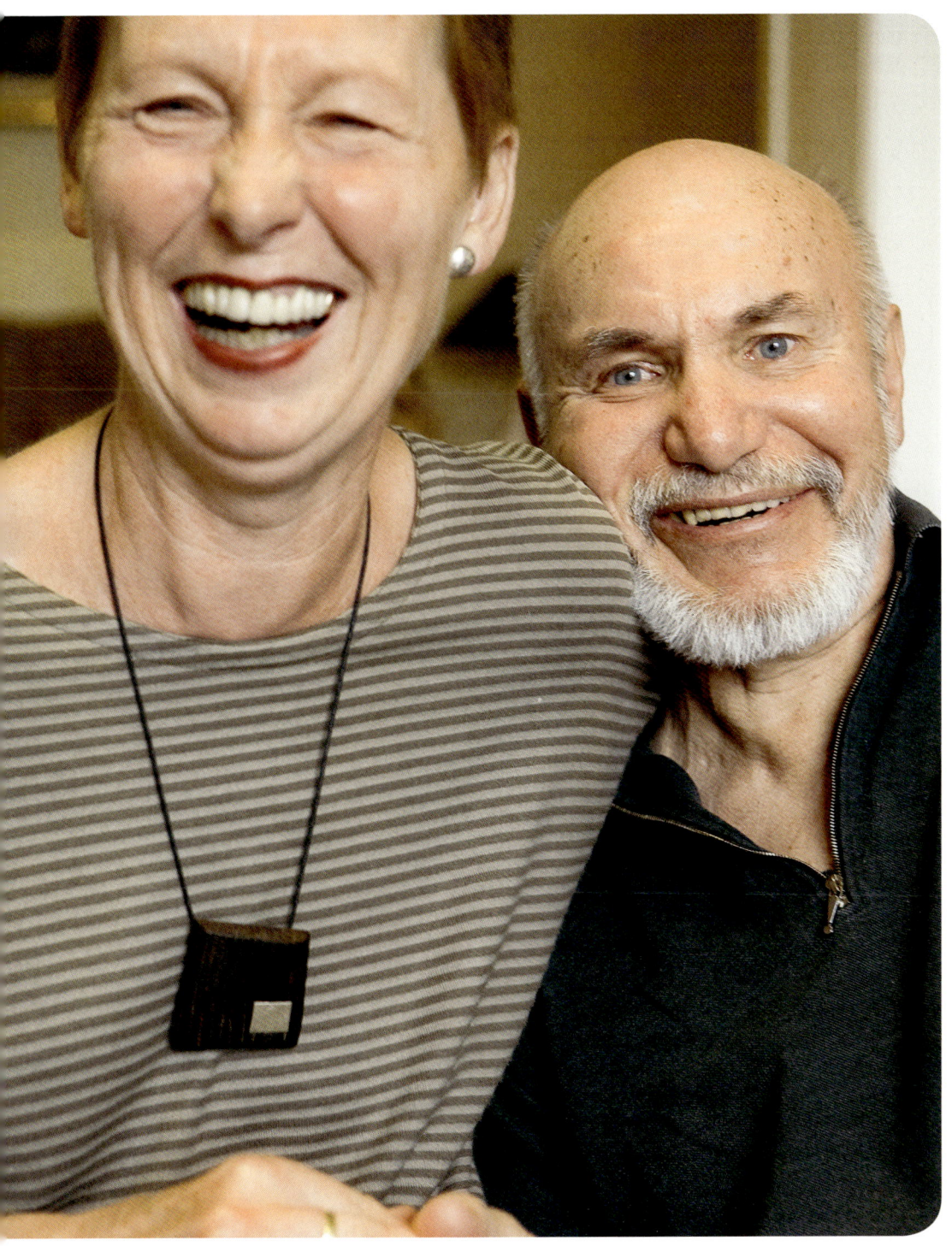

Möglicherweise ist er selbst nicht mehr in der Lage, seine Äußerungen und Verhaltensweisen zu verstehen, und kann seine Gefühle nicht mehr analysieren. Dann ist er erst recht auf Ihr Einfühlungsvermögen angewiesen. Helfen Sie ihm dabei, sich selbst zu verstehen!

Überhören Sie vermeintliche Kritik

Viele Äußerungen Demenzkranker klingen verletzend oder angriffslustig. Da fällt es sehr schwer, nicht aggressiv zu reagieren. Tun Sie es dennoch nicht. Seine Fähigkeit, sich adäquat oder diplomatisch auszudrücken, ist verloren gegangen. Und auch die Empathiefähigkeit wird durch die Erkrankung zunichtegemacht. Der Betroffene ist nicht mehr in der Lage, etwas von Ihrem Standpunkt aus zu betrachten. Versuchen Sie, diese schmerzlichen Einbußen als Krankheitszeichen zu akzeptieren. Dann fällt es Ihnen wesentlich leichter, die Situation zu entschärfen.

Lassen Sie sich nicht auf einen Streit ein

Meinungen kontrovers zu diskutieren oder aufzurechnen, wer recht hat, das sind Strategien, die schon bei der Kommunikation unter gesunden Menschen wenig dienlich sind. Bei einem Demenzkranken sollte man solche Diskussionen tunlichst vermeiden. Argumentieren Sie nicht! Das führt unweigerlich zu Aggression oder Rückzug. Vermeiden Sie Situationen, die zu einem Konflikt führen könnten. Versuchen Sie diese diplomatisch zu umschiffen oder lenken Sie ab. Auch wenn Sie sich zunächst etwas unwohl dabei fühlen, Ablenkungsmanöver funktionieren häufig sehr gut. Der Betroffene hat das Streitthema schnell vergessen. Und letztlich ist Ihnen beiden am meisten damit gedient, wenn die Atmosphäre entspannt bleibt.

Die Welt des Demenzkranken anerkennen

Je stärker der Patient in seiner eigenen Welt lebt, desto wichtiger wird die Fähigkeit der Betreuungsperson, sich in diese fremde Welt, die von der Realität abgekoppelt ist, einzufühlen. Wir haben die Prinzipien der Validation (Seite 107), also das Anerkennen der Wirklichkeit des anderen, bereits beschrieben. Wenn eine 80-jährige Alzheimer-Patientin davon überzeugt ist, sie sei eine 17-jährige Ballettschülerin, dann kann sie weder erwachsene Kinder noch Enkel haben und schon gar nicht mit diesem alten Mann verheiratet sein, der standhaft behauptet, er sei seit 55 Jahren ihr Ehemann.

Der Patient kann seine Welt, das, was er für real hält, nicht verlassen. Es fällt sicherlich schwer das zu begreifen. Doch auch wenn er Dinge tut, die Sie ärgern, ist das keine Böswilligkeit, sondern meistens die einzige Reaktionsmöglichkeit, die ihm bleibt.

Regeln für ein entspanntes Zusammenleben

Weil es so wichtig und zugleich so schwierig durchzuhalten ist, legen wir Ihnen noch einmal die grundlegenden Handlungsempfehlungen ans Herz:

- Versuchen Sie, sich in seine Welt, seine Realität einzufühlen.
- Akzeptieren Sie die Defizite und fördern Sie verbliebene Fähigkeiten.
- Nutzen Sie verstärkt nonverbale Kommunikation, einen liebevollen Blick, ein Lächeln, ein Streicheln.
- Sprechen Sie immer ruhig und freundlich mit ihm.
- Korrigieren Sie ihn nicht, wenn er einen Fehler gemacht hat oder ein Malheur passiert ist. Gehen Sie darüber hinweg oder trösten Sie

ihn: »Ach, das ist mir neulich selbst passiert, das macht gar nichts.«
- Argumentieren oder diskutieren Sie nicht mit ihm. Konfrontieren Sie ihn nicht »mit Gewalt« mit der realen Welt.
- Streiten Sie nicht mit ihm! Lenken Sie ihn lieber ab, wenn sich ein Konflikt anbahnt oder er aggressiv reagiert.
- Wenn Sie selbst so wütend sind, dass Sie diese Regeln nicht mehr beherzigen können, gehen Sie aus dem Zimmer. Nach einer Weile hat der Betroffene den Vorfall schon vergessen.

Wie sollte man auf Gedächtnisstörungen reagieren?

Wie soll man mit den unweigerlich auftretenden Gedächtnisstörungen umgehen? Diese sind meist schon zu Beginn der Erkrankung vorhanden und frustrieren und beschämen den Betroffenen häufig sehr.

- Bewahren Sie eine positive Einstellung und beruhigen Sie Ihren Angehörigen, wenn er z. B. plötzlich nicht mehr weiß, wo sich ein bestimmter Gegenstand befindet.

- Wenn Sie eine Fehlleistung bemerken, sollten Sie nicht unnötig die Aufmerksamkeit darauf lenken. Hat er beispielsweise die Butter in den Herd statt in den Kühlschrank geräumt, sollten Sie ihn nicht auf diesen Fehler hinweisen.
- Deuten Sie verletzendes Verhalten des Patienten nicht als persönlichen Angriff, wenn er beispielsweise behauptet, Sie seien nicht seine Tochter, obwohl Sie es sind.
- Darüber hinaus können eine gleichbleibende Umgebung und ein strukturierter Tagesablauf für Stabilität sorgen und die Bewältigung des Alltags erleichtern.

Mit aggressivem Verhalten umgehen

Gerade in der Frühphase der Erkrankung sind dem Betroffenen seine zunehmenden Defizite durchaus bewusst. Daher ist es absolut verständlich, dass es immer wieder Zeiten gibt, in denen der Erkrankte unglücklich, frustriert und unzufrieden ist und dies auch sein Umfeld merken lässt. Versuchen Sie, die Gefühle des Patienten durch Kritik oder Belehrungen nicht noch mehr zu verletzen.

Aggressionsverhalten wird durch den fortschreitenden Prozess des Nervenzellverlustes während einer Demenzerkrankung gefördert. In gesunden Tagen erlaubt uns ein funktionsfähiges

Gedächtnisstützen nutzen

Im Anfangsstadium der Erkrankung sind kleine Gedächtnisstützen wie Merk- und Notizzettel, die es auch in verschiedenen Farben und mit Klebestreifen (Haftzettel) gibt, hilfreich. Großformatige Kalender helfen bei der Organisation des Alltages genauso wie z. B. Medikamentendosen, in denen die Medikamente für die ganze Woche übersichtlich angeordnet werden können. Fotos mit Verwandten oder Freunden könnten mit den entsprechenden Namen versehen werden.

Frontalhirn, mit Frustrationen in einer aggressionsfreien Form umzugehen. Bei Demenzerkrankungen wird auch dieses Hirnareal angegriffen und es kann seine Aufgaben nicht mehr erfüllen. Das begünstigt das Entstehen von gespannter Unruhe, die auch in Aggression übergehen kann.

Diese biologische Sichtweise ist aber unzureichend: Es muss nämlich auch beachtet werden, dass Aggression meist in beängstigenden Situationen entsteht, in denen die zwischenmenschliche Verständigung nicht gelingt (»herausforderndes Verhalten«). Aggression kann dann einen hilflos-verzweifelten Kommunikationsversuch darstellen: z. B. wenn empfundene Schmerzen nicht mehr in gewohnter Form sprachlich geäußert werden können oder wenn Angehörige das demenzkranke Familienmitglied überfordern und unzureichend Verständnis zeigen. Das Auftreten von aggressivem Benehmen gehört leider ebenfalls zur Demenzerkrankung dazu. Die verbalen oder auch körperlichen Angriffe können die Betreuungsperson verständlicherweise sehr verunsichern und ängstigen. Bei anhaltender Aggression suchen Sie bitte Ihren behandelnden Arzt und/oder eine Gedächtnisambulanz auf.

Lässt sich die Auslösesituation vermeiden?

Häufig wird dieses Abwehrverhalten durch beängstigende Situationen ausgelöst, wobei diese keine tatsächliche Gefahr darstellen, sondern lediglich vom Demenzkranken so wahrgenommen werden. Wenn beispielsweise aus dem Postboten ein Einbrecher wird, der sich an der Haustür zu schaffen macht. Wenn Sie die Auslösesituation identifiziert haben, können Sie versuchen, sie so zu verändern, dass sie den bedrohlichen Charakter für den Betroffenen verliert. Sie könnten den Briefträger beispielsweise bitten, zu klingeln und die Post persönlich an Sie oder den Betroffenen zu übergeben.

Wie sollte man auf Aggressionen reagieren?

In der aggressiven Situation sollten Sie möglichst gelassen bleiben und versuchen, den Demenzkranken zu beruhigen. Falls er Sie tätlich angreift, also beispielsweise seinen Gehstock zum Schlagen verwendet, gilt es natürlich, zunächst für Ihre eigene Sicherheit zu sorgen. Verlassen Sie den Schauplatz. Das gibt Ihrem Angehörigen Zeit, sich wieder zu beruhigen. Wenn er derweil noch einen Blumentopf zerschlägt, ist das nicht so dramatisch.

So oft es irgend geht, sollte man auch bei aggressivem Verhalten die Strategie der Ablenkung verwenden. Machen Sie einen Vorschlag, von dem Sie wissen, dass Ihr Angehöriger ihn gern befolgt.

Die generellen Regeln für den Umgang mit Demenzkranken gelten auch hier:

- Vermeiden Sie es, Vorwürfe oder Anschuldigungen auszusprechen; das würde den Konflikt nur anheizen und zu weiteren Missverständnissen und Verwerfungen führen.
- Versuchen Sie, sich nicht persönlich beleidigt zu fühlen, was zugegebenermaßen schwer ist.
- Provozieren Sie den Betroffenen nicht. Auch wenn er ein absurdes Bild abgibt, lachen Sie ihn nicht aus!
- Drohen und strafen Sie nicht.

Den Vorfall verarbeiten

Achten Sie auf Ihre eigenen Gefühle. Wie geht es Ihnen nach einem solchen Vorkommnis? Mit aggressiven Handlungen umzugehen ist besonders schwer. Möglicherweise fühlen Sie sich auch an frühere Gewalterlebnisse erinnert. Sie sollten den Vorfall mit einer Vertrauensperson besprechen. Bei dem Gespräch könnten Ihre eigene Angst, eventuell vorhandene Schuldgefühle, der zukünftige Umgang mit Aggressivität und Bewältigungsstrategien für Sie selbst thematisiert werden.

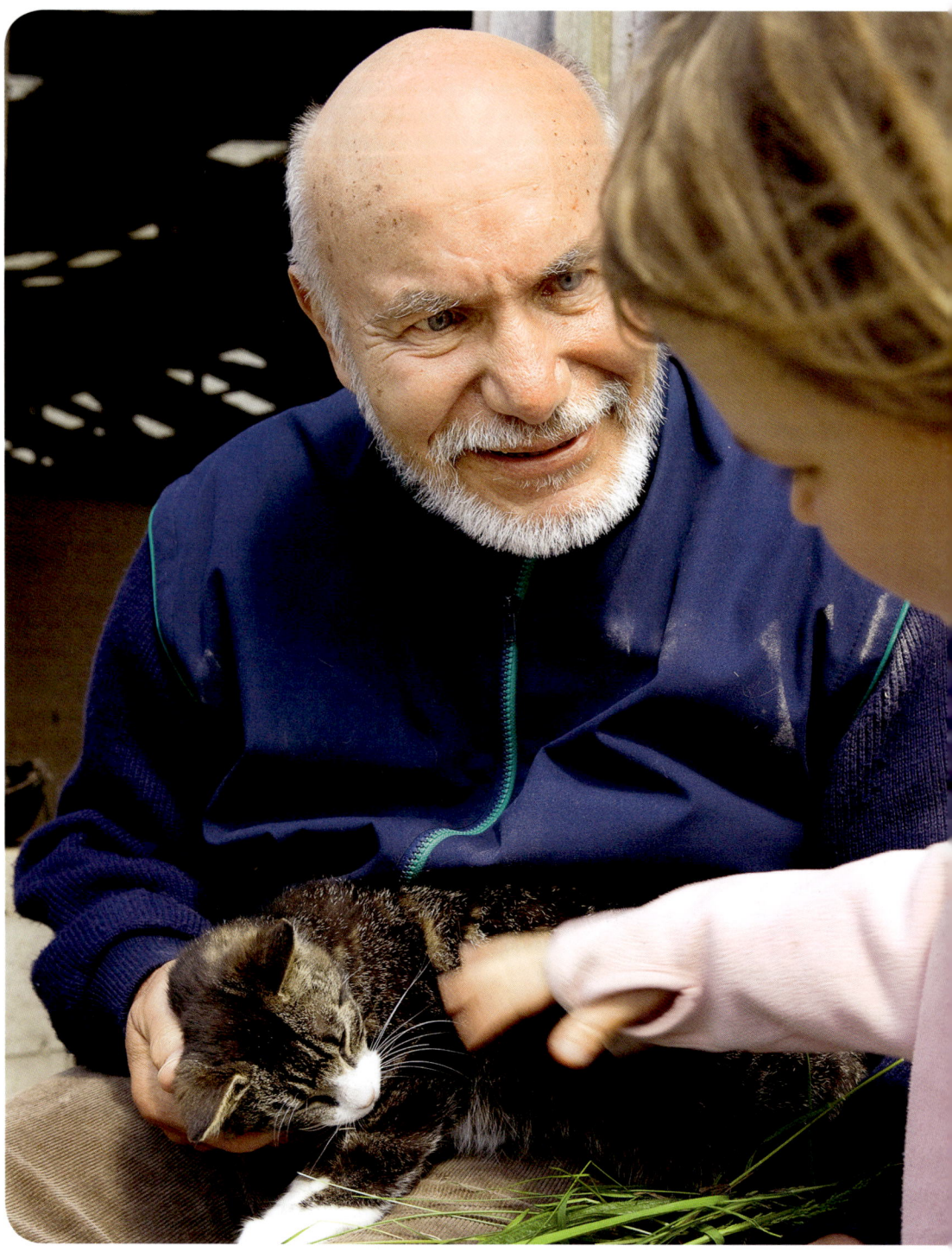

Den Alltag meistern

Positiv ausgedrückt, könnte man den Alltag mit einem Demenzkranken als echtes Abenteuer bezeichnen. Es passiert immer wieder etwas Neues und Unerwartetes, auf das man reagieren muss.

Die Erkrankung bringt Veränderungen mit sich und die Betreuung muss entsprechend angepasst werden. Einige Strategien, wie man mit typischen Problemen eines Demenzpatienten umgehen kann, stellen wir nun vor. Dennoch wird immer wieder Ihre Kreativität gefragt sein. Manchmal sind unkonventionelle Lösungen nötig, damit der Betroffene so lange wie möglich aktiv am Leben teilnehmen kann. Suchen Sie Aufgaben und Beschäftigungsmöglichkeiten, die den aktuellen Fähigkeiten des Demenzkranken entsprechen. Ermuntern Sie Ihren Angehörigen, so viele Dinge wie möglich selbstständig zu tun. Unterstützen Sie ihn nur dort, wo es nötig ist. Beachten Sie dabei die unterschiedliche Tagesform. Die Fähigkeiten und Fertigkeiten können stark schwanken – von Tag zu Tag und auch kurzfristiger. Es ist keine böse Absicht, dass der Betroffene an einem Tag Aufgaben besser bewältigt als an einem anderen.

Im Folgenden finden Sie hilfreiche Anregungen für solche Lösungen.

Eine befriedigende Beschäftigung finden

Für die Lebenszufriedenheit ist es ungeheuer wichtig, dass der Betroffene, so weit es irgend geht, in die Alltagsaufgaben einbezogen wird, also »hilft«, obwohl Sie es allein schneller könnten, und so das Gefühl erhält, etwas Sinnvolles getan zu haben. Genauso bedeutsam sind Bewegung (Sport und Spiel) an der frischen

Luft, Ruhe und Entspannung, Austausch oder Rückzugsmöglichkeiten und anregende und kreative Beschäftigungen wie Basteln, Malen, Töpfern oder Ähnliches. Wenn er selbst nichts mit seiner Zeit anzufangen weiß, schlagen Sie Betätigungen vor. Gemeinsames Tun, wie z. B. ein Fotoalbum der Familie betrachten, ist dabei für viele angenehmer.

An der Hausarbeit beteiligen
Wählen Sie eine Aufgabe, die er gefahrlos bewältigen kann: z. B. Wäsche falten und einräumen, feucht wischen, Rasen mähen, Laub harken, den Weg fegen, Staub wischen, Zeitschriften oder etwas anderes sortieren. Achten Sie darauf, dass die Tätigkeit nicht länger als eine halbe Stunde dauert, um Ermüdung oder Langeweile vorzubeugen. Geben Sie, wenn nötig Hilfestellungen. Bedanken Sie sich für die wertvolle Hilfe.

Frieda M.

Die Kartoffeln werden manchmal sehr klein

>> *Frau M. war gelernte Hauswirtschafterin. Im Alter von 74 Jahren erkrankte sie an einer Alzheimer-Demenz und lebt seitdem im Haus ihres Sohnes. Obwohl sie dazu nicht mehr in der Lage ist, besteht sie nach wie vor darauf, zu kochen und auch sonst aktiv im Haushalt tätig zu sein. Nach anfänglichen Schwierigkeiten und der Sorge, dass Frau M. sich dabei verletzen könnte, hat die Familie einen Weg gefunden, der alle zufriedenstellt. Frau M. ist für das Zusammenlegen und Falten der bügelfreien Wäsche zuständig und kann zudem im Wäscheschrank die Tisch- und Bettwäsche nach Belieben hin und her räumen. Sie hilft – wenn sie will – bei der Zubereitung der Mahlzeiten, beim Tischdecken und bei kleineren anderen Arbeiten mit. Dass die Kartoffeln dabei manchmal sehr klein geraten, das Besteck in den Gläsern steht oder die Terrasse täglich nass gewischt wird, daran hat sich die Familie gewöhnt und nimmt es mit Humor. Frau M. wiederum fühlt sich und ihre Arbeit gewürdigt und macht einen zufriedenen Eindruck.*

Bewegung als gesunder Ausgleich

Ein Tandemfahrrad war die Lösung

Herr T. berichtet, dass er und seine Frau immer gerne Fahrrad gefahren sind. Dies wollten sie auch nach der Diagnose Alzheimer-Demenz bei Frau T. fortsetzen. Schnell aber zeigte sich, dass sie dem nicht mehr gewachsen war. Herr T. kaufte daraufhin ein Tandemfahrrad. Mit diesem Gefährt sind sie auch trotz der mittlerweile weit fortgeschrittenen Erkrankung seiner Frau immer noch unterwegs und nehmen auch an Fahrradtouren teil.

Ins Tanzcafé gehen

Tanzen macht vielen Menschen Spaß. Bei Alzheimer-Patienten können damit sogar bereits verloren geglaubte Fähigkeiten wieder aktiviert werden. Viele Alzheimer-Angehörigengruppen bieten daher Tanzcafés für Betroffene und ihre Angehörigen an. Je nach den individuellen Fähigkeiten wird sich im Dreivierteltakt gedreht, im Sitzen geschunkelt, werden die alten Schlager mitgesungen oder wird als Polonaise durch alle Räume gezogen. Wichtig ist nicht so sehr die Perfektion, sondern der Spaß an der Sache.

Ausgiebige Spaziergänge fördern den Schlaf

Frau B. kam mit dem immensen Bewegungsdrang ihres an Alzheimer erkrankten Mannes dadurch gut zurande, dass sie jeden Tag jeweils zwei Stunden vormittags und nachmittags mit ihm spazieren ging. Anfangs war sie von dieser auch für sie anstrengenden Tätigkeit, die auch die Umstellung des gewohnten Tagesablaufs erforderte, nicht sehr begeistert. Mit der Zeit stellte sie aber fest, dass die viele Bewegung an der frischen Luft nicht nur beiden guttat, sondern dass ihr Mann danach auch ruhiger war und auch besser schlief. (Quelle: Alzheimer Info, die Info-Zeitschrift der Deutschen Alzheimer Gesellschaft)

Die tägliche Bewegung darf nicht fehlen!

Spazierengehen, Wandern, Radfahren (bei Balancestörungen besser auf dem Heimtrainer), Tanzen, Gymnastik, Ballspiele oder andere Bewegungsspiele fördern nicht nur das körperliche Wohlbefinden, sondern unterstützen auch die geistige Beweglichkeit und die psychische Ausgeglichenheit. Gerade bei Antriebslosigkeit oder depressiver Verstimmung ist es umso wichtiger, dass Sie immer wieder Impulse geben. Wenn Sie sich gemeinsam an der frischen Luft bewegen, ist das übrigens auch für Sie ein gesunder Ausgleich, der beiden Freude bereitet, wie die folgenden Beispiele zeigen.

Die Orientierung erleichtern

Die Orientierungslosigkeit betrifft nicht nur das Zurechtfinden in räumlicher Hinsicht, sondern auch das Fehlen einer »inneren Uhr«. Der Verlust der räumlichen und zeitlichen Orientierung ist auf die hirnorganischen Veränderungen zurückzuführen, man kann ihn also nicht rückgängig machen. Allerdings kann man dem Betroffenen die Orientierung erleichtern, indem man die Wohnung demenzgerecht gestaltet und eine gleichbleibende Tagesstruktur einhält, die viele Routinen aufweist. Schaffen Sie also genügend Orientierungshilfen und Rituale im Alltag.

Es ist weniger die fehlende Sachinformation, also zu wissen, wie spät es ist, als vielmehr das Fremdheitsgefühl und das Sich-nicht-mehr-Zurechtfinden, das massive Ängste auslöst. Die richtige Reaktion auf Orientierungsstörungen ist also in erster Linie, den Patienten zu beruhigen und ihm Sicherheit zu geben: »Mach dir keine Sorgen. Ich bin da. Es ist alles in Ordnung.« Die Sachinformation »Es ist zehn Uhr« hat dagegen kaum eine beruhigende Wirkung.

Radio oder Fernsehen als »Lärmbelästigung«

Viele Demenzpatienten können Radio- oder Fernsehsendungen nicht mehr folgen. Die für sie ständige »Lärmbelästigung«, die sie nicht zuordnen können, kann zu Aggressionen führen. Manchmal werden die Schauspieler in einem Film auch für reale Personen gehalten. Mit der Folge, dass der Betroffene glaubt, dass sich plötzlich ihm fremde Menschen in seiner Wohnung aufhalten. Dies macht natürlich Angst. Es könnte helfen, den Fernseher auszuschalten und die »anwesenden« Gäste zu bitten, zu gehen.

Belassen Sie die Wohnung so, dass der Betroffene sich gut zurechtfindet und viel selbstständig erledigen kann. Die Orientierung in den eigenen vier Wänden unterstützen beispielsweise an den Zimmertüren angebrachte Piktogramme oder Beschriftungen. Vermeiden Sie Neuerungen im Haushalt, denn das beschwört Fremdheitsgefühle herauf, und wenn es nur eine andersfarbige Bettwäsche ist, wie das folgende Beispiel zeigt.

Clara S.

Neue Bettwäsche

Frau S. weigerte sich plötzlich, in ihrem Bett zu schlafen. Sie war sehr aufgeregt, weinte und war nicht dazu zu bewegen, ihre Haltung zu ändern. Was war passiert? Ihre Tochter, die sie betreut, hatte neue Bettwäsche gekauft und diese aufgezogen. Frau S. erkannte damit das Bett nicht mehr als »ihres« und war verständlicherweise nicht dazu bereit, im Bett eines Fremden zu schlafen. Von der gewohnten Bettwäsche wurde noch ein Set angeschafft und somit war der Wiedererkennungseffekt gegeben.

Für Sicherheit sorgen

Demenzpatienten neigen dazu, ständig in Bewegung zu sein. Manche laufen jeden Tag mehrere Kilometer, andere »kramen« permanent in ihren Schränken. Damit der Patient nicht unbemerkt die Wohnung verlassen kann, schließen Sie entweder die Tür ab oder befestigen Sie eine Klingelschnur oder Ähnliches an der Haustür, damit Sie mitbekommen, wenn die Tür geöffnet werden sollte. Sichern Sie den Flur oder die Wohnung so, dass der Patient gefahrlos umherwandern kann.

Potenziell gefährliche Gegenstände wie Putz- und Reinigungsmittel sollten unter Verschluss und unerreichbar für den Betroffenen aufbewahrt werden. Es gibt im Handel eine Reihe von Kindersicherungen, die sich auch in diesem Zusammenhang bewährt haben.

Bekleidung und Körperpflege

Anziehen

Das selbstständige Auswählen der Bekleidung und das Ankleiden können Schwierigkeiten bereiten. Dennoch sollten Sie dem Patienten größtmögliche Selbstständigkeit gewähren, indem Sie ihn unauffällig dabei unterstützen.

Körperpflege

Jeder, der schon einmal wegen einer Operation oder eines Unfalls auf fremde Hilfe bei der Körperpflege angewiesen war, weiß, wie unangenehm dies sein kann. Neben dem Angewiesensein auf fremde Hilfe spielt dabei natürlich auch die persönliche Scham eine Rolle. Besonders die Intimhygiene ist oft ein unüberwindbares Hindernis. In den Anfangsstadien der Krankheit muss meist an die persönliche Hygiene nur erinnert oder dazu angeleitet werden. Wenn der Betroffene mit Handlungsaufforderungen nichts anfangen kann, ist es sinnvoll, ihm vorzumachen, was er tun soll. Also beispielsweise, sich selbst die Zähne zu putzen.

Hilfestellungen bei der Kleidung geben

- Belassen Sie nur der Jahreszeit angemessene Bekleidung im Schrank.
- Wenn die Auswahl aus dem Schrank nicht mehr gelingt, legen Sie zwei Bekleidungsmöglichkeiten hin und fragen Sie, welche von den beiden der Betroffene tragen möchte.
- Oder treffen Sie die Auswahl und richten Sie die Kleidung in der Reihenfolge, wie sie angezogen wird.
- Trägt die Person am liebsten immer dieselben Sachen, auch wenn sie verschmutzt sind, kaufen Sie ähnliche Kleidungsstücke und wechseln Sie sie dann zum Waschen aus.
- Die Kleidungsstücke sollten das selbstständige Anziehen erleichtern.

Bieten Sie also lieber:
- Slipper statt Schnürschuhe
- Röcke oder Hosen mit Gummizug statt Reißverschluss
- Klettverschlüsse statt Knöpfe oder Reißverschluss
- große Knöpfe statt kleine
- locker sitzende Kleidung statt enge
- BH mit Vorderverschluss statt mit Rückenverschluss

Geben Sie dem Betroffenen ausreichend Zeit zum Anziehen und loben Sie ihn, wenn er sich ansprechend gekleidet hat.

Erklären Sie Ihre Handgriffe immer wieder aufs Neue. Spülen Sie z. B. bei der Haarwäsche Ihrem Angehörigen nicht einfach den Kopf ab, sondern erklären Sie, was Sie tun: »Ich werde dir jetzt die Haare ausspülen.« Es könnte sonst sein, dass Ihr Angehöriger erschrickt und das Haarewaschen als etwas Negatives empfindet. Hintergrund ist die uns angeborene taktile Abwehr, mit der wir auf alle uns unbekannten Sinnesreize reagieren. Der Gegensatz dazu ist die Neugier. Bei dementen Menschen äußert sich die taktile Abwehr dadurch, dass sie mit Hand oder Arm abwehren oder ablehnende Laute von sich geben.

Baden und Duschen

Manche Demenzkranke entwickeln Angst vor dem Wasser in der Wanne, werden temperaturempfindlicher oder fürchten sich vorm Ausrutschen. Achten Sie also auf eine sichere Gestaltung des Bads: helle Duschmatte in Wanne oder Dusche als Rutschschutz (eine dunkle könnte aussehen wie ein Loch), der Raum sollte ausreichend warm sein, das Wasser angenehm temperiert und nicht zu tief. Einige genießen wohlriechende Badezusätze. Ein Badewannenlift oder ein Duschsitz ermöglicht vielen Patienten, die große Körperpflege noch selbstständig zu erledigen.

Nehmen Sie so weit wie möglich Rücksicht auf die Intimsphäre und die Würde des Patienten. Lassen Sie ihn, wenn immer möglich, eine Weile allein im Bad, wenn er noch weiß, was zu tun ist. Oder leiten Sie ihn an und gehen Sie dann hinaus. Manchmal hilft es auch, wenn man dafür sorgt, dass eine gleichgeschlechtliche Pflegekraft beim Waschen hilft, um die Schamgrenze ein wenig herabzusetzen (siehe Beispiel). Aus Sicherheitsgründen sollte die Badezimmertür nicht abschließbar sein, sodass Sie jederzeit zu Hilfe eilen können.

Alfred L.

Nur ein Pfleger durfte mit ins Bad

Herr L. lebte schon lange im Haus seines Sohnes, als er an Alzheimer erkrankte. Schnell entwickelte sich die Körperpflege zum Problem. Helfen lassen wollte er sich nur von seinem Sohn, dieser war aber oft auf Geschäftsreise. Da er auf Unterstützungsversuche seiner Schwiegertochter extrem aggressiv reagierte und »fremde« Hilfe ebenfalls strikt ablehnte, blieb Herr L. manchmal mehrere Tage ungewaschen und unrasiert. Die Familie war hilflos zerrissen zwischen »dann soll er halt müffeln« und »ich merke doch, dass er sich so nicht wohlfühlt«. Die Familie nahm Kontakt zu Pflegediensten auf und erfuhr dabei, dass dieses Problem sehr häufig auftritt: Herr L. wollte bei einer so intimen Prozedur wie der Körperpflege keine Hilfe von einer Frau. Den vom Pflegedienst geschickten Pfleger akzeptierte er anstandslos.

Rasieren

Das Rasieren mit einem Nassrasierer birgt ein großes Verletzungsrisiko vor allem bei fortgeschrittener Erkrankung. Besser wäre es, wenn Ihr Angehöriger einen elektrischen Apparat verwendete oder wenn er sich rasieren ließe. Dieser Vorschlag könnte jedoch auf erheblichen Widerstand stoßen, da er gewohnt ist, dies selbstständig zu erledigen.

Haar- und Nagelpflege

Die Haarpflege lässt sich zumindest bei Frauen durch regelmäßige Friseurbesuche sicherstellen. Oder Sie lassen jemanden ins Haus kommen. Manche Friseure bieten auf Anfrage einen Hausbesuch an, der häufig nicht viel kostenintensiver ausfällt als ein normaler Friseurbesuch. Für Frauen, die zeitlebens Wert auf ein ansprechendes und gepflegtes Äußeres gelegt haben, trägt eine hübsche Frisur nicht unerheblich zum Selbstwertgefühl bei. Ging die Patientin regelmäßig zur Maniküre, sollten Sie dies beibehalten. Beim Finger- und Zehennägelschneiden sind Demenzkranke relativ früh auf Hilfe angewiesen.

Essen und Trinken

Rein statistisch gesehen neigen demenziell erkrankte Menschen zu Fehl- und Unterernährung. Diese Tendenz wirkt oft lebensbegrenzend: Infektionen, Stürze, Muskelabbau, Apathie und Selbstvernachlässigung sind häufige Folgen. Zu bedenken ist auch, dass sich während der Demenzerkrankung Ernährungsgewohnheiten und -präferenzen ändern können, z. B. der früher genussfreudige, vielleicht sogar adipöse, jetzt demenziell Erkrankte lehnt zunehmend Essen und vor allem eine Diät ab.

Während ein Übergewicht im mittleren Lebensabschnitt als Risikofaktor gilt, zukünftig eine Demenz zu entwickeln, hat ein höheres Gewicht keinen negativen Einfluss auf den Erkrankungsprozess, sobald die Erkrankung sich klinisch manifestiert hat. Bei der Ernährung von Demenzkranken ist daher das penible Festhalten an Ernährungsplänen nicht mehr so wichtig wie die Nahrungsaufnahme überhaupt. Und diese sollte in erster Linie Spaß machen und schmecken. Immer vorausgesetzt, dass der Arzt keine Diät verordnet hat.

Viele entwickeln einen »süßen Zahn« und es gibt keinen Grund, warum dem nicht auch Rechnung getragen werden sollte. Heiße Milch mit Honig oder Kakao wecken Kindheitserinnerungen, machen satt, sorgen für das benötigte Kalzium und tragen zur Flüssigkeitszufuhr bei.

Achten Sie darauf, dass der Demenzkranke genug trinkt

Wie bei vielen alten Menschen ist die ausreichende Versorgung mit Flüssigkeit meist ein Problem. Das Durstgefühl lässt nach, der häufige Gang zur Toilette wird oft als lästig empfunden und Alzheimer-Kranke vergessen schlichtweg das Trinken. Sie müssen daher in regelmäßigen Abständen zum Trinken angehalten werden. Manchmal helfen kleine Tricks: Richten Sie Ihrem Angehörigen die für den Tag benötigten Getränke und legen Sie die Nachricht »Bitte alles austrinken« dazu. Reichen Sie ihm, ein paar Minuten nachdem er ein Glas getrunken hat, ein zweites, oft wird er schon vergessen haben, dass er gerade erst getrunken hat.

Alkohol ist tabu

Alkohol ist tabu, da er sich mit den meisten Medikamenten nicht verträgt und die Sturzgefahr erhöht. Der Betroffene, der sein Leben lang nach dem Abendbrot ein Bier getrunken hat, freut sich auch über ein alkoholfreies Bier.

Gesund und ausgewogen essen

Eine gesunde und ausgewogene Ernährung ist wichtig, damit der Körper mit allen benötigten Vitaminen und Mineralstoffen versorgt wird:

- Mehrere kleinere Mahlzeiten sind besser als drei große.
- Ihr Angehöriger sollte drei Liter Wasser, Früchte- oder Kräutertee, Obst- und Gemüsesäfte (mit Wasser gemischt oder pur) trinken.
- Idealerweise sollte er drei bis vier Portionen Obst oder Gemüse (z. B. Gurke, Tomate, Radieschen, Paprika, die man roh knabbern kann) am Tag verzehren.
- Brot und Brötchen aus Vollkorn sind besser als helle Sorten aus Weißmehl.
- Als grobes Maß für die tägliche Eiweißversorgung können Sie sich an 200 g Fisch, 100 g Fleisch (z. B. Geflügel) oder 100 g Wurst pro Tag orientieren.
- Als Maß für die Milchprodukte können ½ Liter Milch, drei Joghurts oder vier Scheiben Käse pro Tag dienen.
- Weniger Schweine- und Rindfleisch, lieber mehr Fisch (auf Gräten achten).
- Für zwischendurch eignen sich auch Nüsse.

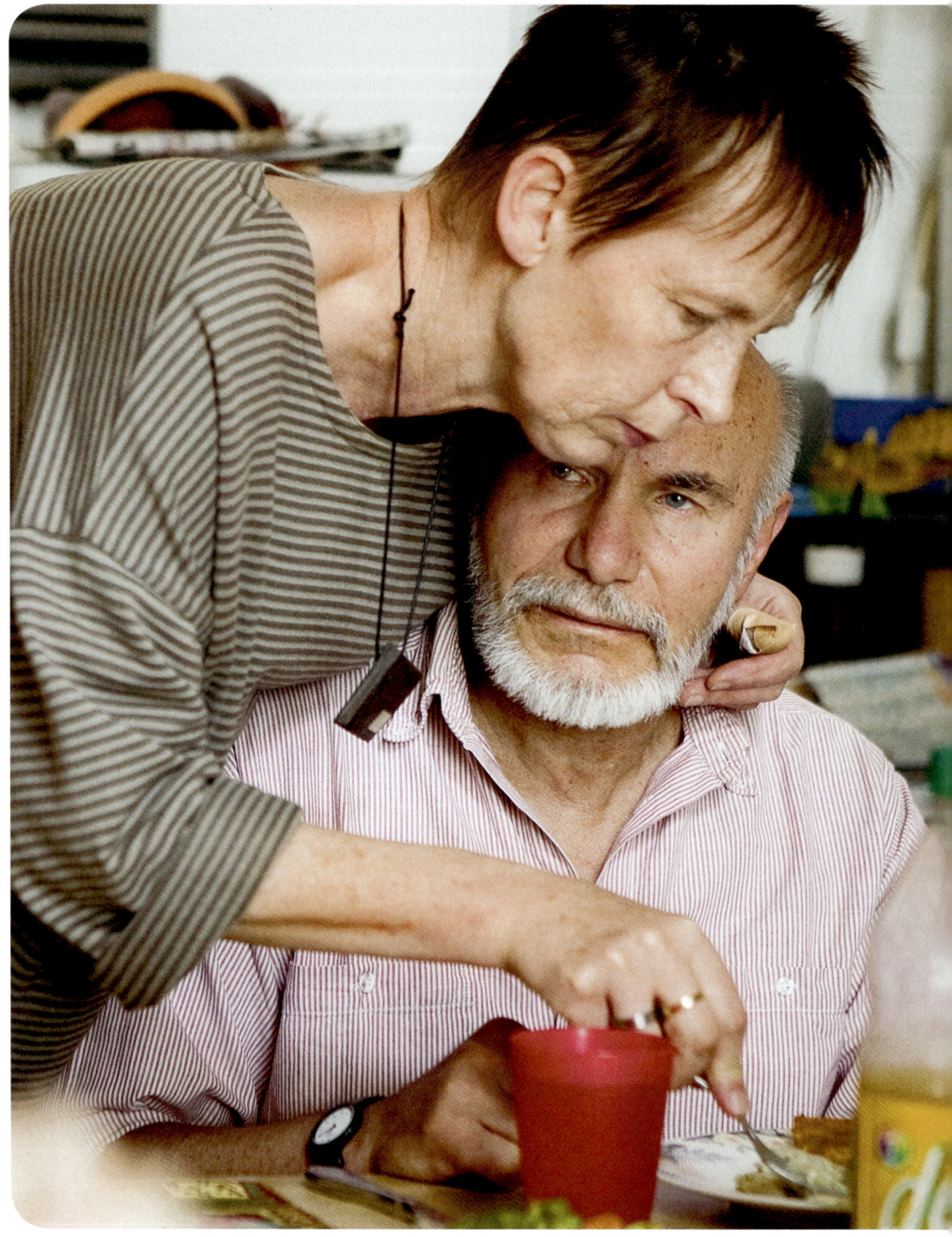

Vorsicht bei spätem Kaffeegenuss

Und auch koffeinhaltige Getränke sollten nur in Maßen konsumiert werden. Vor allem am Nachmittag oder noch später getrunken, können sie die Tendenz des nächtlichen Herumwanderns verstärken. Der Nachmittagskuchen schmeckt auch mit koffeinfreiem Kaffee oder Tee. Frucht- und Gemüsesäfte, entweder pur oder als Schorle, decken sowohl den Flüssigkeits- als auch den Vitaminbedarf. Mittlerweile gibt es auch ein großes Angebot an Früchte- und Kräutertees, die sowohl warm als auch kalt gut schmecken und sich gut vorbereiten lassen.

Tischmanieren und der Umgang mit Besteck

Je weiter die Krankheit voranschreitet, desto mehr nehmen neben den kognitiven auch die motorischen Fähigkeiten ab. Der Umgang mit Messer und Gabel fällt zunehmend schwerer und kann auch ganz unmöglich werden. Die Situation bei Tisch ist eine der weiteren Belastungsproben, mit der sich Pflegende konfrontiert sehen.

Emma B.

Das Essen landete in den Haaren

Als meine Mutter zum wiederholten Mal mit bloßen Händen in die Schüsseln griff, den Kartoffelbrei über den ganzen Tisch verteilte und sich das Gemüse in die Haare schmierte, weigerte sich mein Mann, weiterhin an den gemeinsamen Mahlzeiten teilzunehmen.

Um die Situation bei Tisch zu entspannen, kann man das Essen so darreichen, dass es mit den Fingern gegessen werden kann: Brot als Schnittchen, Äpfel bereits entkernt und in Spalten geschnitten, süße Teilchen statt Torte, Brokkoli statt Erbsen. Fleischbällchen ersetzen die große Frikadelle und Kartoffelpuffer den Kartoffelbrei. Der Umgang mit dem Löffel funktioniert meist länger und birgt auch

weniger Verletzungsrisiko in sich. Dass die Gerichte nicht kochend heiß auf den Tisch kommen dürfen, versteht sich von selbst.

Nicht nur für den Erhalt seiner Alltagsfähigkeiten, sondern auch für seine Würde ist es wichtig, den Erkrankten die Dinge, die er noch selbstständig tun kann, auch so lange machen zu lassen, wie er es kann. Wenn das Essen dabei kalt wird, mal etwas danebengeht oder die Situation als unappetitlich empfunden wird, halten Sie sich vor Augen, dass der Betroffene dies nicht absichtlich tut.

Autostimulation

Nicht nur aus Pflegeheimen ist bekannt, dass demente Patienten sehr unruhig sein können. Sie zerren an der Bettdecke oder dem Laken, zerreißen die Windeln, reißen sich Haare aus, verschmieren ihre Ausscheidungen oder kratzen an der Wand. Im Fachjargon heißt dies »Autostimulation«; Der Patient beschäftigt sich selbst, stimuliert sich, weil es sonst niemand tut. Seine Welt ist sehr eingeschränkt. Wenn es keine positiven Sinnesreize gibt, beschäftigt sich der Patient eben selbst.

Es gibt eine Vielzahl von Möglichkeiten, die Sinne positiv zu stimulieren. Sie als Angehöriger werden am besten wissen, was Ihrem Angehörigen gefällt:

- Verwendung von duftenden Waschzusätzen oder Körperlotionen
- Verwendung des Lieblingsparfüms
- Hand- oder Fußmassage
- Duftkerzen oder -lampen
- Mobile über dem Bett befestigen
- Aufstellen von Familienfotos
- Erzählen(lassen) von Geschichten »von früher«

- Lieblingsessen oder Lieblingsgetränk servieren
- Einbeziehung in den Familienalltag
- Spaziergänge
- Lieblingsmusik vorspielen
- mit einem Hund spielen, der hierfür trainiert ist (»Therapiehund«)

Natürlich muss auch das Hörvermögen (wird ein Hörgerät benötigt?) und die Sehfähigkeit (stimmt die Dioptrienzahl noch?) regelmäßig überprüft werden.

Einen bettlägerigen Patienten pflegen

Die meisten Krankenkassen bieten Kurse für pflegende Angehörige an, in denen das Einmaleins der Pflege vermittelt wird. Die Hinzuziehung eines professionellen Pflegedienstes wird aber eindringlich empfohlen. Spezielle Pflegebetten, Toilettenwagen, Pflegeartikel usw. sind auf Rezept zu erhalten. Meist muss aber ein gewisser Eigenanteil übernommen werden.

Wenn ein demenziell erkrankter Mensch bettlägerig geworden ist, hat die Zeit des endgültigen Abschieds begonnen. Die meisten Patienten sind zu diesem Zeitpunkt nicht mehr in der Lage, ein Gespräch zu führen. Der taktile Umgang, also Berühren, Anfassen, Streicheln, In-den-Arm-Nehmen, ist jetzt noch wichtiger als vorher.

Trotz »kindischen Verhaltens« den Respekt nicht verlieren

Viele Hinweise für den Umgang mit Demenzpatienten erinnern an Erziehungstipps für kleine Kinder, weil sowohl Demenzpatienten als auch kleine Kinder logischen Argumenten nicht zugänglich sind, die Folgen ihrer Handlungen nicht abschätzen können und auf Unterstützung und Hilfe angewiesen sind. Kinder entwickeln sich nach vorn, lernen jeden Tag etwas Neues, erweitern ständig ihre Fähigkeiten. Bei einem Demenzkranken ist dies genau umgekehrt. Für beide aber gilt: Sie sollten in einer beschützten, sicheren Umgebung leben, mit Achtung behandelt und liebevoll umsorgt werden. Und auch wenn es viele Parallelen gibt, darf man nie vergessen, dass der Demenzpatient eben kein Kind ist. Er ist ein alter Mensch mit einer ganz persönlichen Geschichte, der das Recht auf eine würdevolle Behandlung hat.

Man muss auch darauf achten, dass der Patient sich nicht wundliegt, also keinen Dekubitus entwickelt. Dies ist durch regelmäßige Umlagerung und spezielle Matratzen zu verhindern. Die Haut, auch im Intimbereich, muss genau beobachtet werden. Auch die Nahrungs- und Flüssigkeitszufuhr müssen genauestens überwacht werden.

Und wo bleiben Sie?!

Die Pflege eines demenzkranken Menschen hat sicherlich schöne Seiten und nach wie vor auch glückliche Momente, denn es ist ja meist ein geliebter Mensch, für den man gern alles tun möchte oder meint, alles tun zu müssen.

Aber hier liegt auch die Gefahr; da die Erkrankung aus Ihrem Angehörigen einen sehr hilfsbedürftigen und unselbstständigen Menschen gemacht hat, bräuchte er eigentlich ständig jemanden, der für ihn da ist. Und dieser Jemand sind vermutlich Sie. Und es kann passieren, dass sich alle Ihre Gedanken und Ihr gesamtes Leben nur noch um die Pflege dieses Demenzkranken drehen und dabei Ihre gesamte Kraft aufgebraucht wird. Das ist nicht gut! Weder für Sie noch für den Betroffenen.

Sie können am besten für den Demenzkranken da sein, wenn Sie ihm – zumindest einigermaßen – ausgeruht und zufrieden gegenübertreten und Sie sich auch körperlich wohlfühlen. Daher lautet die erste Maxime: Nehmen Sie regelmäßig Auszeiten!

Reservieren Sie sich im zwangsläufig durchstrukturierten Tages- und Wochenablauf regelmäßig Zeit für sich selbst.

Während dieser Zeit muss jemand anders die Verantwortung und Pflege übernehmen. Entweder andere Familienmitglieder, Freunde, Nachbarn oder professionelle Helfer. Sie haben dann frei und können tun und lassen, was Sie möchten. Sie brauchen kein schlechtes Gewissen zu haben, dass Sie so »egoistisch« sind. Letztlich kommen diese Auszeiten auch wieder dem Kranken zugute, denn nur so können Sie selbst langfristig gesund bleiben.

Denn ständige Überforderung macht krank. Die Anforderungen an die Pflegeperson sind sehr hoch: Wir haben bisher beschrieben, was man alles tun und lassen sollte, um den Demenzkranken optimal zu betreuen. Dabei verrichtet man nicht nur körperliche, sondern vor allem auch schwere »psychische Arbeit«. Das beständige Einfühlen in die Welt des anderen, das Zurücknehmen der eigenen Gefühle und Bedürfnisse, das »Schlucken« der Kränkungen, die häufigen Ängste und

Sorgen und nicht zuletzt die unvermeidliche Trauer schon zu Lebzeiten, das laugt auf die Dauer aus

Austausch in einer Gruppe

Der regelmäßige Besuch einer Selbsthilfegruppe für pflegende Angehörige eines Demenzkranken bietet Unterstützung auf verschiedenen Ebenen. Zunächst erhalten Sie hier Sachinformationen über alle Belange der Pflege, Tipps und Ansprechpartner für spezielle Fragestellungen und Probleme. Aber der Austausch mit anderen pflegenden Angehörigen bietet noch viel mehr. Sie können sich aussprechen, Erfahrungen austauschen; Sie spüren die Unterstützung der anderen Menschen und einer Gemeinschaft. Denn hier sind endlich Menschen, die verstehen, wovon Sie reden, die Ähnliches oder genau das Gleiche durchmachen wie Sie. Hier müssen Sie sich nicht erklären oder rechtfertigen. Und die anderen können auch als »Spiegel« dienen. Möglicherweise wird Ihnen bei der Schilderung eines anderen klar, dass Sie es genauso machen, es aber eigentlich gar nicht hilfreich finden. Oder Sie erhalten eine wertvolle Rückmeldung der anderen, wenn Sie ein Problem schildern, mit dem Sie sich gerade plagen. Sie kämpfen nun nicht mehr allein, sondern haben Verbündete, die Ihnen Mut machen. Auch wenn Sie bisher noch nie in einer Selbsthilfegruppe waren und dem Ganzen eher kritisch gegenüberstehen, sollten Sie diese Ressource nicht ungenutzt lassen.

Warnzeichen für Überforderung

Typische Überforderungssymptome sind beispielsweise anhaltende Ängstlichkeit bis hin zu Panikattacken, Erschöpfungsgefühle, Nervosität und Unruhe, Selbstzweifel, Konzentrationsschwäche, depressive Verstimmungen, Antriebslosigkeit, Unzufriedenheit, Schlafstörungen, beständige aggressive Gefühle gegenüber dem Demenzkranken. Körperliche Symptome sind: Rückenschmerzen, Verspannungen, Kopfschmerzen, Migräne, anhaltende Magen- und Darmprobleme, kreislaufbedingte Schwächeanfälle usw. Anderen Menschen gegenüber reagiert man oft gereizt oder aggressiv, man will eigentlich nur noch seine Ruhe haben und nichts mehr hören und sehen, andere Beziehungen oder Freundschaften treten völlig in den Hintergrund. Diese Erscheinungen treten meist nicht plötzlich auf, sondern schleichen sich langsam ein. Wenn Sie nicht gegensteuern, wird Ihr »Akku« immer leerer und steht irgendwann auf null. Burnout heißt dieser Zustand treffend, man ist völlig ausgebrannt.

So laden Sie Ihren Akku wieder auf

In Ihrer wertvollen freien Zeit sollte es möglich sein, einfach nichts zu tun, alles runterzufahren, die Seele baumeln zu lassen. Und wenn Sie ein paar Tage freihaben, schlafen Sie sich vermutlich erstmal richtig aus. Aber die Zeit sollte auch genutzt werden, um Ihre Bedürfnisse, die während der Pflege hintanstehen, wahrzunehmen und zu befriedigen.

Soziale Kontakte pflegen Sich mit einer lieben Freundin treffen, die man viel zu lange nicht mehr gesehen hat. Über Gott und die Welt reden. Gemeinsam lachen und einfach mal unbeschwert und fröhlich sein. Oder auch sich die ganze Last von der Seele reden, am besten mit jemandem, der sich mit der Erkrankung gut auskennt und Ihre Leistung würdigen und anerkennen kann.

Sich bewegen, frische Luft tanken
Bewegung tut nicht nur dem Körper gut, sondern hilft Ihnen dabei, für eine Weile abzuschalten. Ob Sie wandern, schwimmen, Tennis spielen, Rad fahren oder irgendeinen anderen Sport betreiben, ist völlig gleichgültig. Hauptsache, Sie bringen Ihren Kreislauf in Schwung, können tief durchatmen und kommen auf andere Gedanken. Idealerweise sollten Sie sich regelmäßig bewegen.

Erlernen Sie Entspannungsübungen
Genauso wichtig wie körperliche Aktivität ist Entspannung. Vermutlich werden Sie erst richtig spüren, unter welcher Anspannung Sie den ganzen Tag stehen, wenn Sie einmal Zeit haben, zur Ruhe zu kommen. Regelmäßige Entspannungsübungen sind daher sehr zu empfehlen. Dafür eignen sich beispielsweise Autogenes Training oder die Progressive Muskelrelaxation, Yoga oder andere meditative Verfahren. Probieren Sie aus, welche Entspannungsmethode Ihnen liegt. Dazu gibt es Bücher, CDs, Kurse an Volkshochschulen, Sportvereine, Fitnessstudios usw. Die Wirkung ist am besten, wenn Sie »Ihre Entspannungsübungen« regelmäßig machen. Teilweise gibt es auch Verfahren, bei denen nur 10 Minuten ausreichen, um schon einen Effekt zu erzielen und wieder zur Ruhe zu kommen.

Wie bekommt man ausreichend Schlaf?

Aufgrund der Schlafstörungen des Demenzkranken wird häufig auch Ihr Nachtschlaf, den Sie jedoch dringend zur Regeneration benötigen, massiv gestört. Was also könnten Sie tun, um möglichst erholsam zu schlafen?

- Falls Sie Ihren demenzkranken Ehepartner pflegen, sollten getrennte Schlafzimmer in Erwägung gezogen werden.
- Die Wohnung oder das Haus sollte demenzgerecht gestaltet sein. Also so,

dass der Betroffene nachts gefahrlos umherwandern kann, wenn er aufwacht und unruhig ist. Die Haustür und Balkon- oder Terrassentür müssen verschlossen sein.

- Flur und Toilette müssen so beleuchtet und beschildert sein, dass er sie auch nachts allein findet.
- Wie man die krankheitsbedingten Schlafstörungen (Seite 104) des Erkrankten zumindest mildern kann, wurde bereits beschrieben. Dazu gehört auch ausreichend Bewegung am Tag.

Diese körperlichen Aktivitäten am Tag machen nicht nur den Betroffenen müde, sondern helfen auch Ihnen beim Schlafen.

- Wenn der Demenzkranke ganz ruhig im Bett liegt und schläft und Sie dennoch nicht schlafen können, sondern sich hin und her wälzen und nicht zur Ruhe kommen, steckt vermutlich Ihre seelische Anspannung dahinter. Nehmen Sie eigene, anhaltende Schlafprobleme unbedingt als Warnsignal für Überforderung und Überlastung ernst.

Service

Adressen und Internetseiten

Betroffenenverbände/Selbsthilfe/weitere Information

Alzheimer Angehörigen-Initiative e.V.
Die Internetseite der Alzheimer Angehörigen-Initiative bietet umfassende Informationen für Angehörige, professionell Pflegende und medizinische Fachkreise über Demenzerkrankungen, Forschung, Diagnostik und Therapie. Listet die Gedächtnisambulanzen, Gedächtnissprechstunden und Memory-Kliniken in Deutschland, Österreich und der Schweiz sowie die nach Postleitzahlen sortierten deutschsprachigen Alzheimer-Gesellschaften auf. Viele weiterführende Links, Expertenforum und Mitglieder-Chat.
http://www.alzheimerforum.de

Alzheimer Forschung Initiative e.V.
Grabenstraße 5
40213 Düsseldorf
Tel.: 0211/862 06 60 und
0800/200 40 01 (gebührenfrei)
info@alzheimer-forschung.de
www.alzheimer-forschung.de

Sie erhalten kostenfreie Broschüren der Alzheimer Forschung Initiative e.V.

Bundesarbeitsgemeinschaft SELBSTHILFE von Menschen mit Behinderung und chronischer Erkrankung und ihren Angehörigen e.V./BAG SELBSTHILFE e.V.
Kirchfeldstraße 149
40215 Düsseldorf
Tel.: 0211/310 06-0
info@bag-selbsthilfe.de
www.bag-selbsthilfe.de

Deutsche Alzheimer Gesellschaft e.V.
Selbsthilfe Demenz
Friedrichstraße 236
10969 Berlin
Tel.: 030/259 37 95-0
Alzheimertelefon:
01803/17 10 17
(9 Cent pro Minute aus dem deutschen Festnetz)
www.deutsche-alzheimer.de

Das Internetangebot der Deutschen Alzheimer Gesellschaft e.V. umfasst u. a. Informationen zur Alzheimer-Krankheit und zu anderen demenziellen Erkrankungen, zum Umgang mit den Erkrankten sowie zu rechtlichen und finanziellen Fragen. Adressen regionaler Alzheimer-Gesellschaften und -Selbsthilfegruppen, Beratungsstellen und Gedächtnissprechstunden sind nach Postleitzahlen sortiert. Außerdem gibt es Informationen zu bundesweiten Terminen sowie verschiedene Möglichkeiten der Onlineberatung für Alzheimer-Kranke und pflegende Angehörige (Foren, E-Mail und Chat-Beratung). Infoblätter zum Herunterladen sowie eine Möglichkeit zum Bestellen von Broschüren sind ebenfalls vorhanden.

Deutsche Arbeitsgemeinschaft Selbsthilfegruppen e.V.
Otto-Suhr-Allee 115
10585 Berlin
Tel.: 030/893 40 14
verwaltung@dag-shg.de
www.dag-shg.de

Deutsche Expertengruppe Dementenbetreuung e.V.
Landpartie Tagespflege
Pastorenweg 1
27389 Fintel
Tel.: 03221/105 69 79
info@demenz-ded.de
www.demenz-ded.de

Die Deutsche Expertengruppe Dementenbetreuung (DED) e.V. ist eine Vereinigung von Menschen aus vielen Professionen, die seit 1995 in der Versorgung Demenzkranker neue Wege suchen, und wird vom Bundesministerium für Familie, Senioren, Frauen und Jugend gefördert.

Deutsche Seniorenliga e.V.
Informationen der Deutschen Seniorenliga zur Alzheimer-Krankheit finden Sie unter:
www.dsl-alzheimer.de

Hirnliga e.V.
Postfach 13 66
51657 Wiehl
Tel.: 02262/999 99 17
buero@hirnliga.de
www.hirnliga.de

Kuratorium Deutsche Altershilfe (KDA)
An der Pauluskirche 3
50677 Köln
Tel.: 0221/931 84 70
www.kda.de

Nationale Kontakt- und Informationsstelle zur Anregung und Unterstützung von Selbsthilfegruppen (NAKOS)
Wilmersdorfer Straße 39
10627 Berlin
Tel.: 030/31 01 89 60
www.nakos.de

Suchmaschinen
Suchmaschine für bundesweite Daten von Pflegediensten und weiteren Institutionen, wie Organisationen, Verbänden, Alten- und Krankenpflegeschulen etc. www.haeusliche-pflege-adressen.de

Eine Suchmaschine zum Finden von Pflegeeinrichtungen, wie vollstationäre Pflege, Kurzzeit-, Tages- und Nachtpflege; wird von der Allgemeinen Ortskrankenkasse (AOK) angeboten. www.aok-pflegeheimnavigator.de

Hier finden Sie bundesweite Daten von Altenheimen, Organisationen, Verbänden, Alten- und Krankenpflegeschulen etc.: www.altenheim-adressen.de

Bei der Fülle von Informationen im Internet fällt es schwer, den Überblick zu behalten. Ein Wegweiser für die Seriosität und Qualität von Gesundheitsinformationen kann das Siegel des Aktionsforums Gesundheitsinformationen e.V. afgis sein. Auch Webseiten, die mit dem HON-Logo versehen sind, wurden auf ihre Qualität hin geprüft.

Ministerien
Bundesministerium der Justiz www.bmj.de

Bundesministerium für Bildung und Forschung www.bmbf.de

Bundesministerium für Familie, Senioren, Frauen und Jugend www.bmfsfj.de

Bundesministerium für Gesundheit www.bmg.bund.de

Industrie
Informationen der Firma BIOGEN zu Alzheimer www.biogen.de

Informationen der Firma ROCHE www.roche.de

Informationen der Firma Lundbeck zu Alzheimer www.lundbeck.de

Informationen der Firma Janssen-Cilag zu Alzheimer www.janssen-cilag.de

Informationen der Firma Novartis zu Alzheimer www.novartis.de

Neueste wissenschaftliche Informationen
www.alzforum.org

Österreich

Österreichische Alzheimergesellschaft (ÖAG)
Vereinssitz:
Neurologisches Krankenhaus Rosenhügel
Riedelgasse 5
1130 Wien

Postadresse:
Univ.-Prof. Dr. Peter Dal-Bianc (Präsident)
Universitätsklinik für Neurologie
Medizinische Universität Wien,
em. Währinger Gürtel 18–20
1090 Wien

Tel.: 0316/385 33 97
peter@dal-bianco.at
www.alzheimer-gesellschaft.at

Schweiz

Schweizerische Alzheimervereinigung
Geschäftsstelle:
Rue des Pêcheurs 8 E
1400 Yverdon-les-Bains
Tel.: 024/426 20 00

Alzheimertelefon:
024/426 06 06
info@alz.ch
www.alz.ch

Zum Weiterlesen

Caughey, A.: Ich versteh' Dich. Demenz: Wie Kommunikation gelingt. Für Angehörige und Pflegende. Stuttgart: TRIAS 2019

Engel S.: Alzheimer und Demenzen. Die Methode der einfühlsamen Kommunikation. Unterstützung und Anleitung für Angehörige. Stuttgart: TRIAS 2011

Iburg, A.: Essen gegen das Vergessen. Das Anti-Demenz-Kochbuch. Stuttgart: TRIAS 2018

Käsler-Heide H.: Wenn die Eltern älter werden. Ein Ratgeber für erwachsene Kinder. Weinheim: Beltz Taschenbuch 2009

Malteser Deutschland: Mit Demenz leben. Den Alltag gestalten. Stuttgart: TRIAS 2015

Tietjen, B.: Unter Tränen gelacht. Mein Vater, die Demenz und ich. München/Berlin: Piper 2016

Der Fotograf dieses Buches

Michael Hagedorn

ist Fotograf und arbeitet u. a. für GEO, MARE und Die Zeit sowie für die Werbebranche. Seine Fotostrecken finden regelmäßig große Beachtung, ebenso wie seine Ausstellungen in New York, London, Sydney, Auckland und Mexiko. Hagedorns Arbeiten wurden bereits mehrfach ausgezeichnet, z. B. beim Unicef Wettbewerb Foto of the Year oder dem Picture of the Year Award International.

Seit einigen Jahren befasst er sich intensiv mit dem Thema Alter und Demenz. Seit 2005 arbeitet er an einem Langzeitprojekt, für das er Menschen mit Demenz und deren Angehörige mit der Kamera begleitet. Hagedorn hat viele von ihnen besucht und eine Zeit lang an ihrem Leben teilgenommen. Dazu gehören auch die in diesem Buch abgebildeten Eheleute, die

Michael Hagedorn durch Höhen und Tiefen eines Lebens mit Demenz und Parkinson begleitete und die der Erkrankung mit Gelassenheit und Verständnis, aber auch Tatkraft begegneten.

Während seiner Arbeit entstanden einzigartige und facettenreiche Porträts, die teils berührende, teils tragische und teils komische Geschichten erzählen. Seine Fotos zeigen nichts von den düsteren Klischees, die man allgemein mit Demenz verknüpft. Dazu Michael Hagedorn: »In der Regel assoziiert man mit Demenz den Verlust von Persönlichkeit und Lebensqualität. Im Laufe der Zeit bin ich jedoch vielen Menschen begegnet, die trotz ihrer Einschränkungen intensiv leben und aufblühen.«

Seit Herbst 2009 hat seine Kampagne »Konfetti im Kopf« erstmals in Berlin Gestalt angenommen. Hagedorn wollte

eine Ausstellung im öffentlichen Raum gestalten, zugänglich für die breite Öffentlichkeit. Plakatwände, riesige Poster und eine Open-Air-Fotoausstellung zeigen bewegende Motive, die vor allem Menschen ansprechen sollen, die mit dem Thema Demenz noch nicht in Berührung gekommen sind. Die Ausstellung ist zudem als Forum der Begegnung für Betroffene, Interessierte und Menschen, die beruflich mit Demenz zu tun haben, gedacht.

Für sein Langzeitprojekt sucht er nach wie vor Kontakt zu interessierten und interessanten Betroffenen, Angehörigen und Pflegekräften, die sich offen mit ihrer Situation und ihrem Umgang mit dem Thema Demenz auseinandersetzen. Michael Hagedorn lebt in Tornesch bei Hamburg.

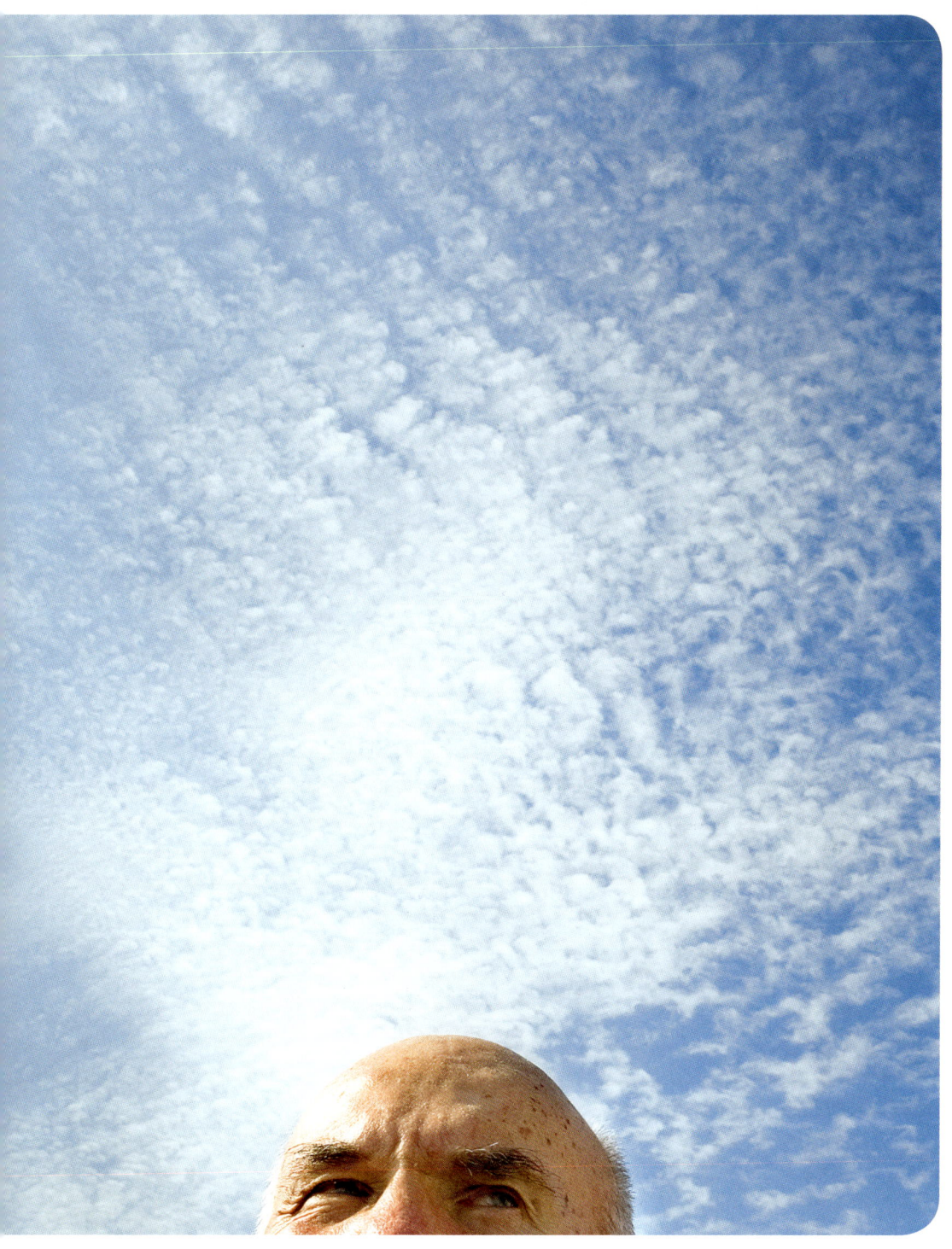

Register

Liebe Leserin, lieber Leser,

hat Ihnen dieses Buch weitergeholfen? Für Anregungen, Kritik, aber auch für Lob sind wir offen. So können wir in Zukunft noch besser auf Ihre Wünsche eingehen. Schreiben Sie uns, denn Ihre Meinung zählt!

Ihr TRIAS Verlag

E-Mail-Leserservice
kundenservice.thieme.de

Lektorat TRIAS Verlag
Postfach 30 05 04
70445 Stuttgart

Abonnieren Sie unsere Newsletter:
www.trias-verlag.de/newsletter

Besuchen Sie uns auf facebook
**www.facebook.com/
trias.tut.mir.gut**

Besuchen Sie uns auf facebook
**www.facebook.com/
mama.mag.trias**

Folgen Sie uns auf Instagram
**www.instagram.com/
trias_verlag**

Lassen Sie sich inspirieren
**www.pinterest.com/
triasverlag**

Bibliografische Information der
Deutschen Nationalbibliothek
Die Deutsche Nationalbibliothek verzeichnet diese
Publikation in der Deutschen Nationalbibliografie;
detaillierte bibliografische Daten sind im Internet
über http://dnb.d-nb.de abrufbar.

Programmplanung: Katja Widmann
Projektmanagement: Anja Bippus
Redaktion: Gabriele Gaßmann
Bildredaktion: Christoph Frick
Umschlaggestaltung und Layout:
CYCLUS Visuelle Kommunikation, Stuttgart

Bildnachweis
Umschlagfoto: CYCLUS Visuelle Kommunikation,
Stuttgart, Montage aus Parthena Loenicker (Uhr),
gedzun/iStock (Aquarell) und paladin13/iStock
(Hintergrund)
Fotos im Innenteil: Michael Hagedorn

3., überarbeitete Auflage 2020

© 2020 TRIAS Verlag in Georg Thieme Verlag KG,
ein Unternehmen der Thieme Gruppe,
Rüdigerstraße 14, 70469 Stuttgart

© 1.–2. Auflage 2010–2011 TRIAS Verlag in
MVS Medizinverlage Stuttgart GmbH & Co. KG,
Oswald-Hesse-Straße 50, 70469 Stuttgart

Printed in Germany

Satz und Repro:
Reemers Publishing Services, Krefeld
gesetzt in Adobe Indesign CC2019
Druck: AZ Druck und Datentechnik, Kempten

Gedruckt auf chlorfrei gebleichtem Papier

ISBN 978-3-432-10851-3

Auch erhältlich als E-Book:
eISBN (ePub) 978-3-432-10852-0

1 2 3 4 5 6

Wichtiger Hinweis: Wie jede Wissenschaft ist die
Medizin ständigen Entwicklungen unterworfen.
Forschung und klinische Erfahrung erweitern
unsere Erkenntnisse. Ganz besonders gilt das für
die Behandlung und die medikamentöse Therapie.
Bei allen in diesem Werk erwähnten Dosierungen
oder Applikationen, bei Rezepten und Übungsan-
leitungen, bei Empfehlungen und Tipps dürfen Sie
darauf vertrauen: Autoren, Herausgeber und Verlag
haben große Sorgfalt darauf verwandt, dass diese
Angaben dem Wissensstand bei Fertigstellung des
Werkes entsprechen. Rezepte werden gekocht und
ausprobiert. Übungen und Übungsreihen haben
sich in der Praxis erfolgreich bewährt.

Eine Garantie kann jedoch nicht übernommen
werden. Eine Haftung des Autors, des Verlags oder
seiner Beauftragten für Personen-, Sach- oder
Vermögensschäden ist ausgeschlossen.

Geschützte Warennamen (Warenzeichen®) werden
nicht besonders kenntlich gemacht. Aus dem
Fehlen eines solchen Hinweises kann also nicht
geschlossen werden, dass es sich um einen freien
Warennamen handelt.

Datenschutz
Wo datenschutzrechtlich erforderlich, wurden die
Namen und weitere Daten von Personen redaktio-
nell verändert (Tarnnamen). Dies ist grundsätzlich
der Fall bei Patienten, ihren Angehörigen und
Freunden, z.T. auch bei weiteren Personen, die
z.B. in die Behandlung von Patienten eingebunden
sind.

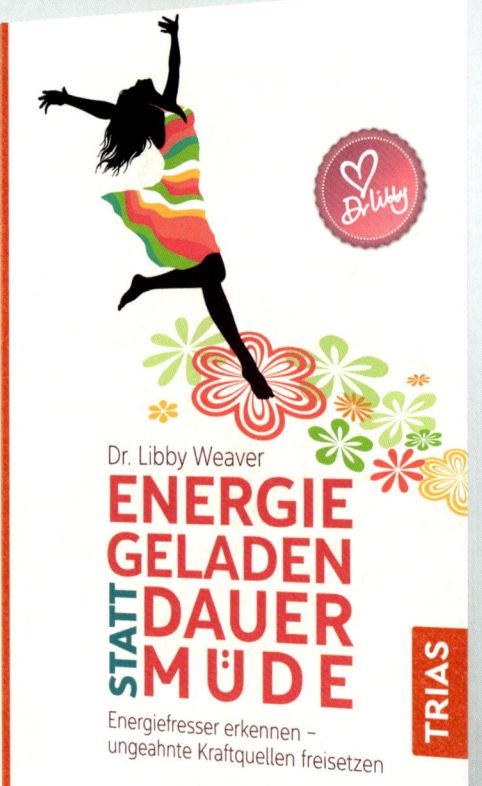
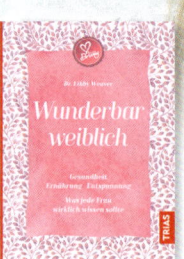
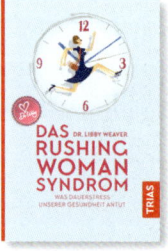

Natur statt Stress

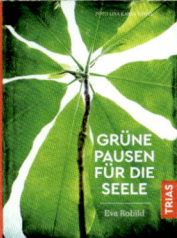

Eva Robild
Grüne Pausen für die Seele
€ 19,99 [D] / € 20,60 [A]
ISBN 978-3-432-10676-2

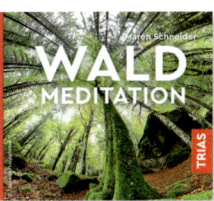

Maren Schneider
Waldmeditation (Audio-CD)
€ 12,99 [D]* / € 12,99 [A]*
ISBN 978-3-432-11006-6

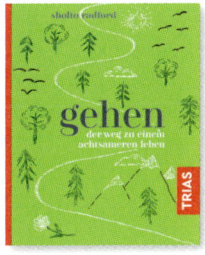

Sholto Radford
Gehen
€ 9,99 [D] / € 10,30 [A]
ISBN 978-3-432-10769-1

Bequem bestellen über
www.trias-verlag.de
versandkostenfrei
innerhalb Deutschlands

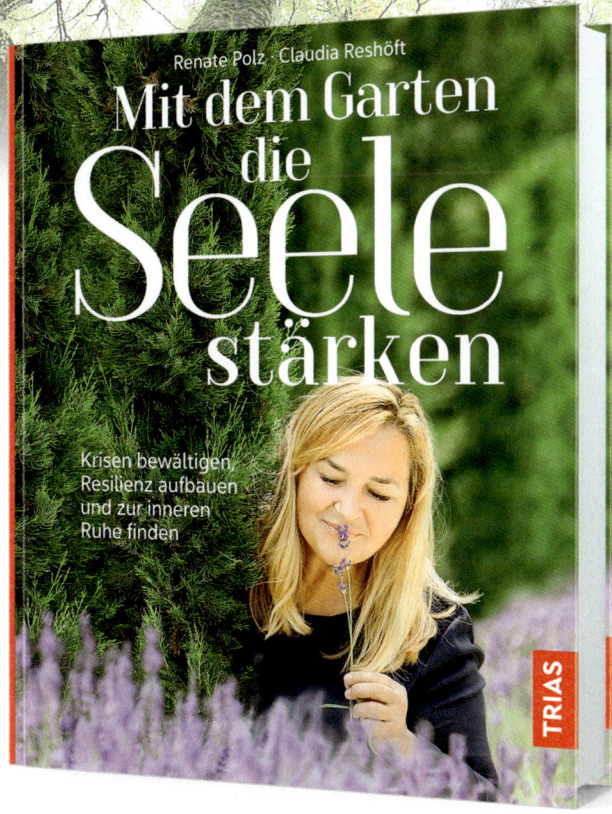

Im Garten sein macht lebensglücklich

Wir lieben ihn, unseren Garten, in dem wir nach
Herzenslust werkeln, gestalten und abschalten können.
Mit diesem Buch wird der Garten zum seelenstärken-
den Kraftplatz, der dabei hilft, Krisen besser zu bewältigen, Resilienz zu entwickeln und eine gute Work-
Life-Balance aufzubauen. Die Autorinnen bedienen
sich dazu vielfach erprobter Methoden, geben inspirie-
rende Tipps und laden zu Meditationen ein.

Renate Polz, Claudia Reshöft
Mit dem Garten die Seele stärken
€ 24,99 [D] / € 25,70 [A]
ISBN 978-3-432-10835-3
Auch als E-Book

TRIAS

Yvonne Imort

Praxisanleiterin